別冊 歯科衛生士 THE JOURNAL OF DENTAL HYGIENIST

歯科医院からはじめる 禁煙支援

市来英雄／尾﨑哲則／高橋裕子／沼部幸博

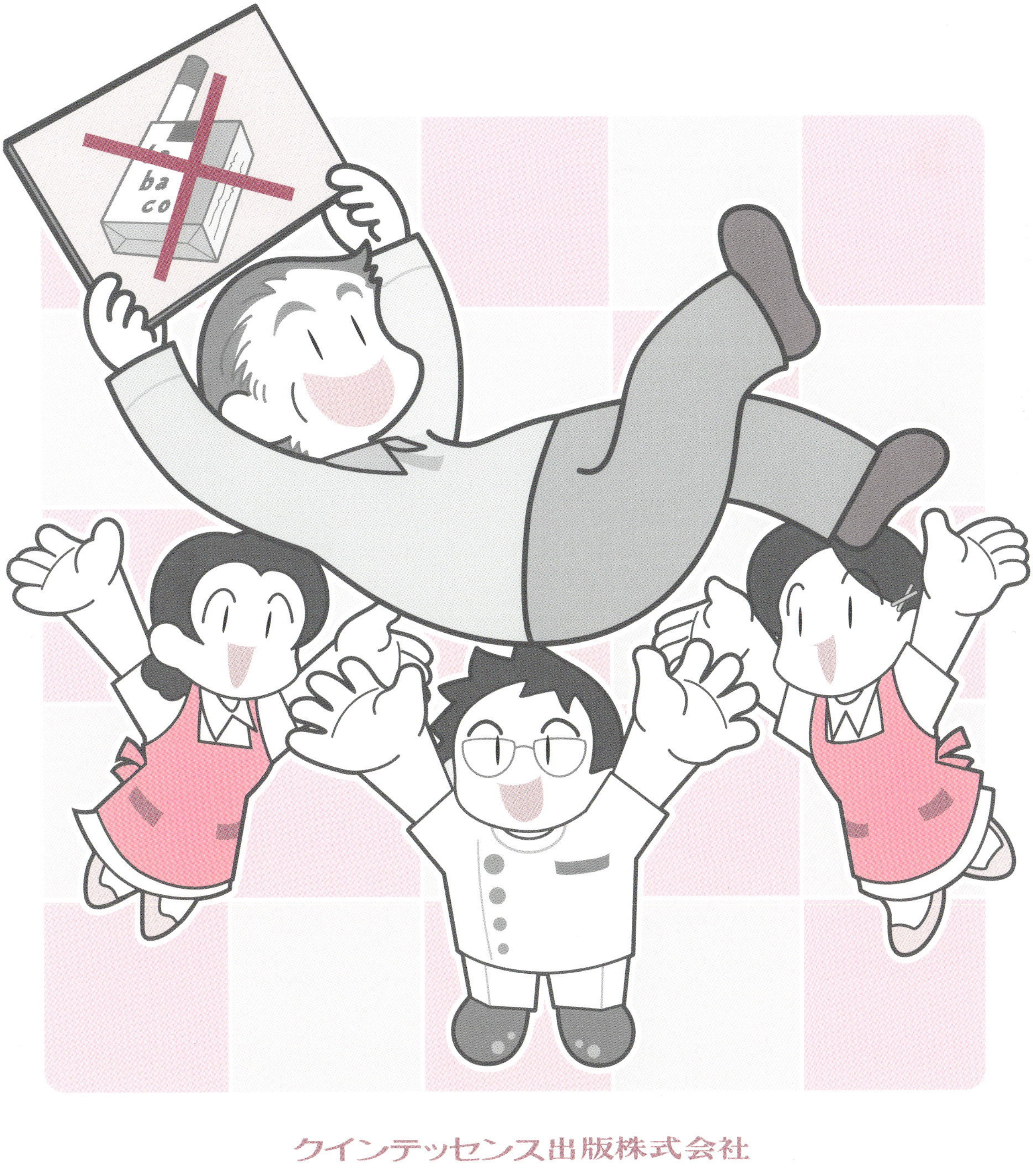

クインテッセンス出版株式会社

別冊歯科衛生士
歯科医院からはじめる禁煙支援

2002年12月10日発行

web page address　　http://www.quint-j.co.jp/
e-mail address：info@quint-j.co.jp

著　　者	市来英雄　尾﨑哲則　高橋裕子　沼部幸博
発 行 人	佐々木　一高
発 行 所	クインテッセンス出版株式会社
	東京都文京区本郷3丁目2番6号　〒113-0033
	クイントハウスビル　電話 (03) 5842-2270 (代表)
	(03) 5842-2272 (営業部)
	(03) 5842-2278 (編集部直通)
印刷・製本	サン美術印刷株式会社

Ⓒ2002　クインテッセンス出版株式会社　　禁無断転載・複写
Printed in Japan　　　　落丁本・乱丁本はお取り替えします
ISBN4-87417-751-4　C3047

はじめに

　WHO（世界保健機関）は、たばこが原因で、1990年代に世界で毎年3百万人が死亡すると予測していました。その予想はずばり的中しました（1995年で先進国が約95万人で、発展途上国が約120万人であったとWHOは報じています）。さらにWHOは30年後の予測、つまり2020年～30年には、中国など発展途上国の喫煙者の増加により、死亡者が年間約1千万人にも増える恐れがあると、世界中に警告しています。そしてWHOは、喫煙を"予防可能な最大の疫病"と位置付け、加盟各国がその対策に積極的に取り組むよう、勧告をし続けています。

　しかしながら、わが国のたばこの消費量はいっこうに衰えを見せていません。周囲を見回せば、喫煙の習慣を助長するような広告がテレビや新聞雑誌などあらゆる媒体を使って人々に攻勢をかけている状況です。実際、1995年に発表された日本たばこ産業株式会社の統計では、成人の3千5百万人が3千3百5十億本を吸い、この10年間で10％近くの消費が伸びています。

　わが国のたばこの消費を分析してみると、中高年層の喫煙者は減る傾向を示しているものの、若い男性の喫煙が増えています。特に未成年の男性に至っては、高校生で7割、中学生で5割、小学生では3割が吸った経験があるといわれています。そしてその中で喫煙を止められない、つまりニコチン依存症になっているといわれている未成年が激増しています。また、女性、特に若い女性の喫煙が増加しており、20代前後の女性喫煙率は20年間で3倍に増えているという報告もあります。そして日本における喫煙が原因と推定される死亡者の数は、1995年の統計では9万5千人を数え、総死亡数の12％を占めるに至たり、年々増加傾向にあるといわれています。すなわち、将来を託すべき人材の健康を憂慮する事態となっているのです。

　医療経済研究機構の最近の調査（1994年：（財）医療経済研究・社会保険福祉協会）では、4人に3人が、はっきりと「たばこは不快」という声を出しました。これらのことを考慮するならば、患者さんの健康を守る立場にある歯科医療従事者は、禁煙の啓発とサポートを積極的に行わなければならない立場にあると思います。実際、たばこの煙が最初に人体に触れる器官である口腔領域において、喫煙習慣が歯周病や口腔癌の原因の一つであることはわかっています。すなわち、喫煙されている成人患者への禁煙支援のみならず、未成年喫煙者ならびに将来の喫煙予備軍である小児患者への正しい知識の伝達、禁煙支援が欠かせない時代となってきました。

　2000年4月、厚生労働省は"健康日本21"を制定しました。そこには、『生活習慣病およびその原因となる生活習慣等の国民の保健医療対策上重要となる課題について"健康日本21"を定め、「一次予防」の観点を重視した国民に対する十分かつ的確な情報提供を行うと共に、健康作りに関わる関係団体などとの連携の取れた効率的な取り組の推進等を図ることにより、国民が主体的に取り組む健康作り運動を総合的に推進していくこと』とありました。また、各論項目「たばこ」には、"たばこ病"が8つの予防重点疾患の一つとして、今回初めて"歯周病"が導入されました。さらに厚生省は、「喫煙は歯周病の重要な危険因子であり、禁煙支援は行政サービスとしてのみならず、かかりつけ歯科医などによる医療サービスの場を活用してすべての市町村で受けられるようにし、日常の歯科臨床においても歯科医師それぞれが禁煙対策を立てるべきである」と強調しています。すなわち、歯科医療従事者であるわたしたちこそが、今こそ本格的に禁煙支援に取り組む時期であるといえましょう。

　本書は、歯科医院から禁煙支援を行うにあたり、
①禁煙支援を行うために、たばこについて正しい知識を養う
②歯科医院における禁煙支援はどのように行えばいいのか
　を2大テーマとして構成しました。

　歯科医療従事者、特に歯科衛生士の皆さんは、かねてよりう蝕予防や歯周病予防といった、いわば悪い習慣からの脱却を促す指導のノウハウを存分に発揮し、患者さんの口腔の健康をサポートしています。そして本書に記載してある禁煙支援のノウハウを加えることにより、患者さんのQOLのさらなる向上に貢献することができることでしょう。

　禁煙支援は、今日からでも遅くはありません。本書から禁煙支援をスタートしてみましょう。

2002年12月吉日

執筆者代表　市来英雄

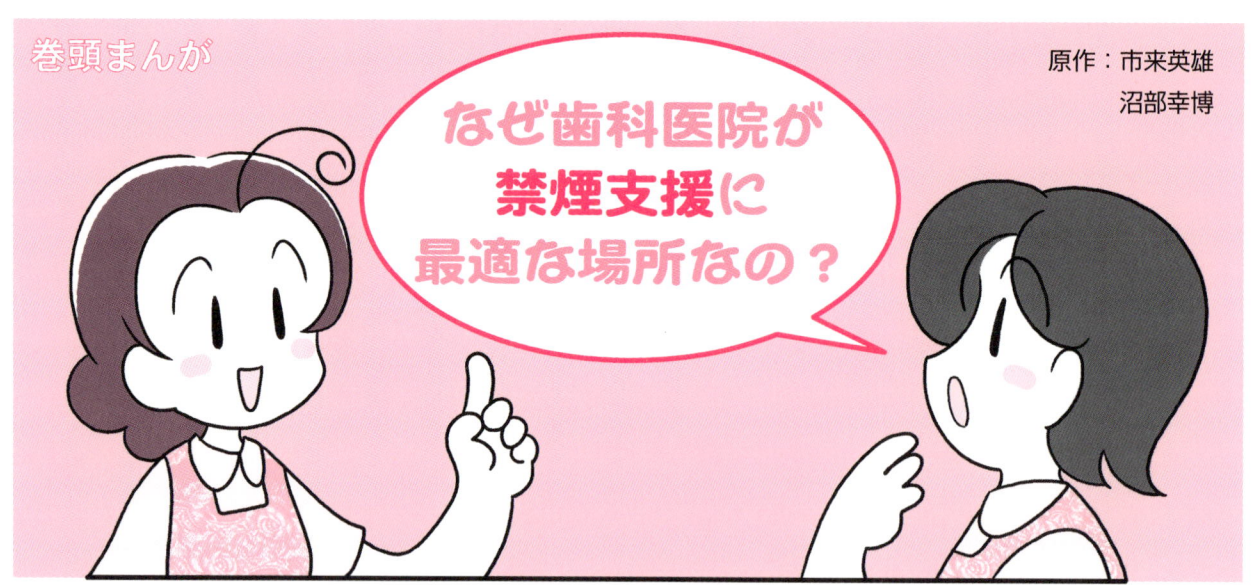
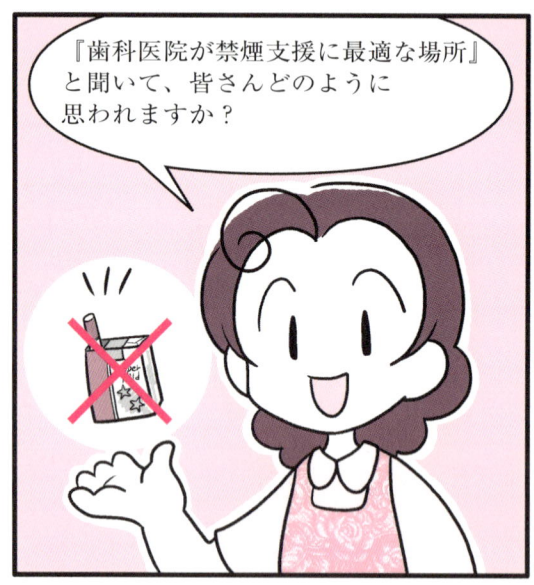
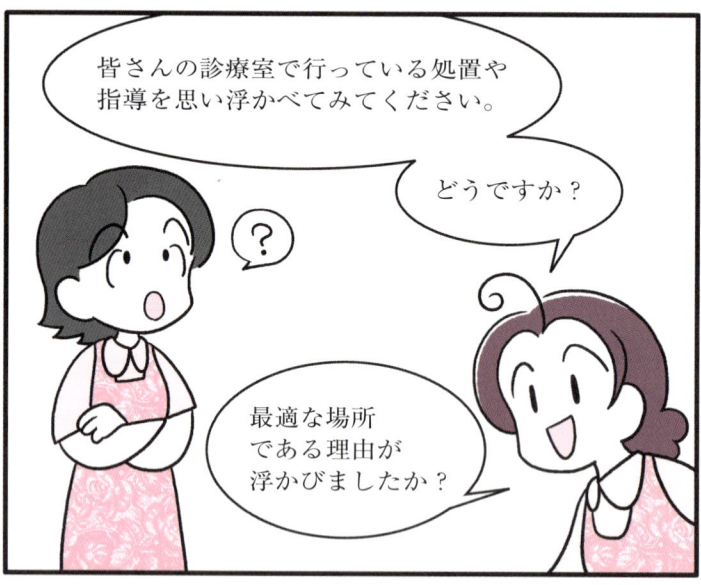
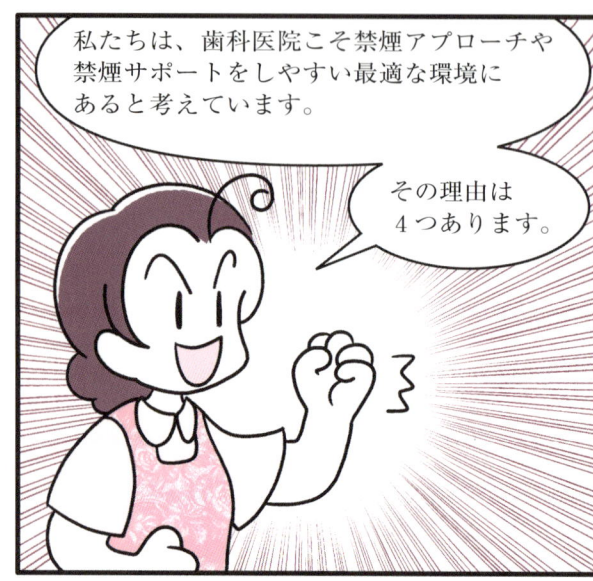
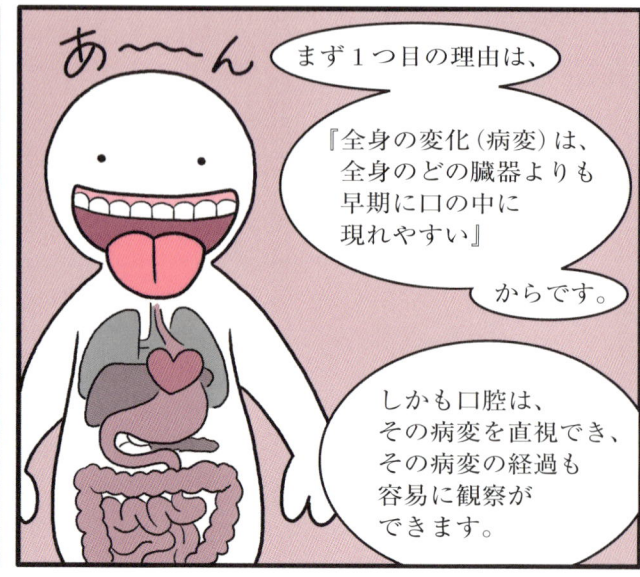

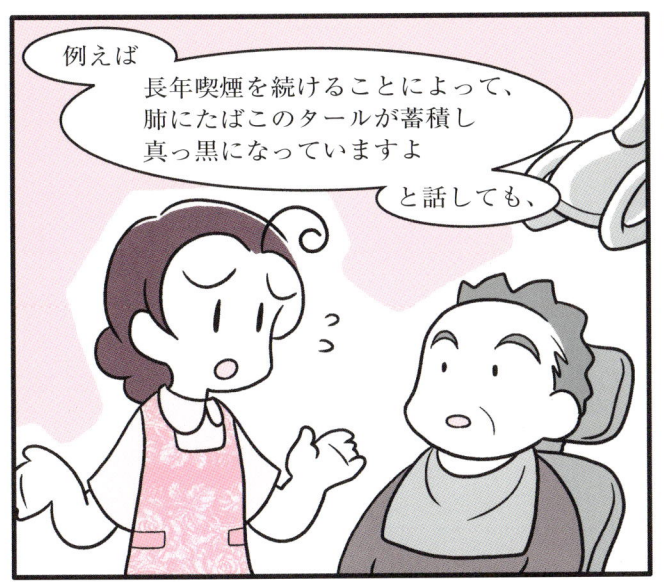
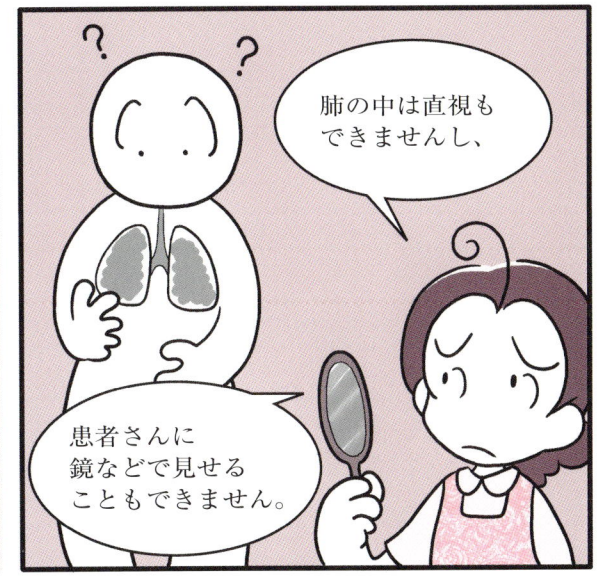
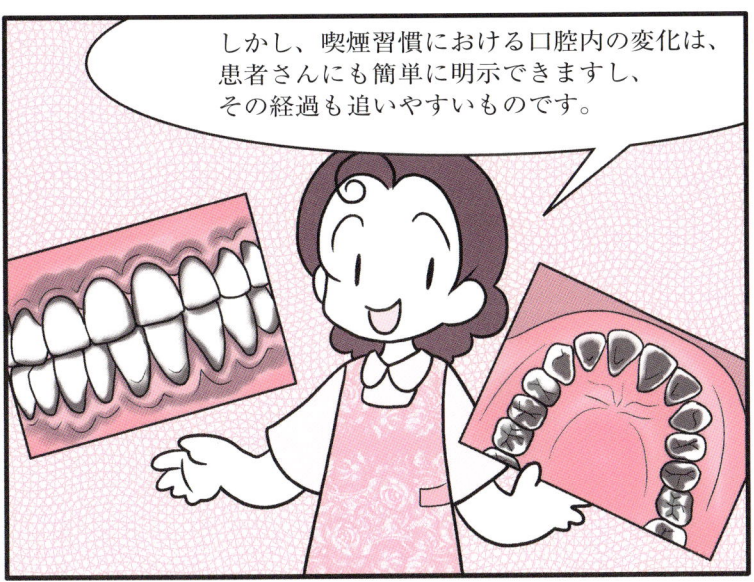
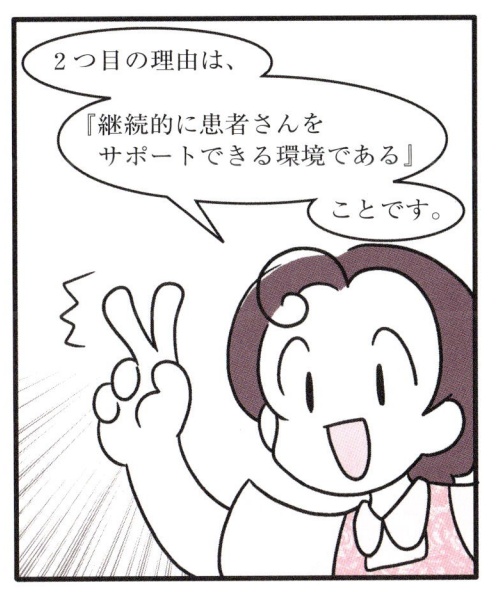
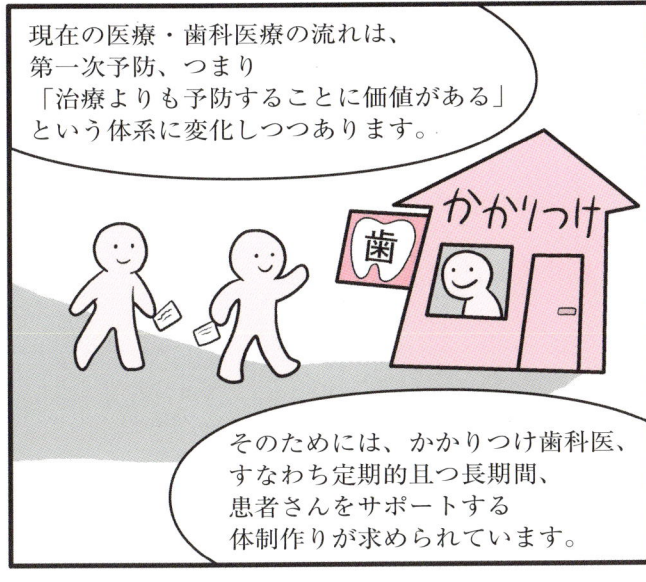
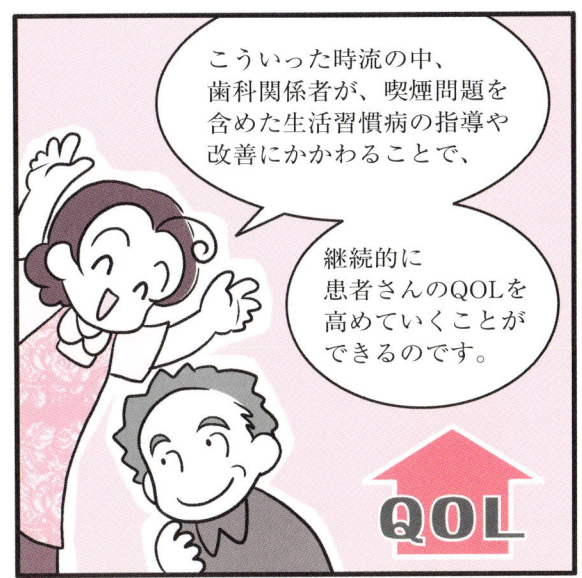

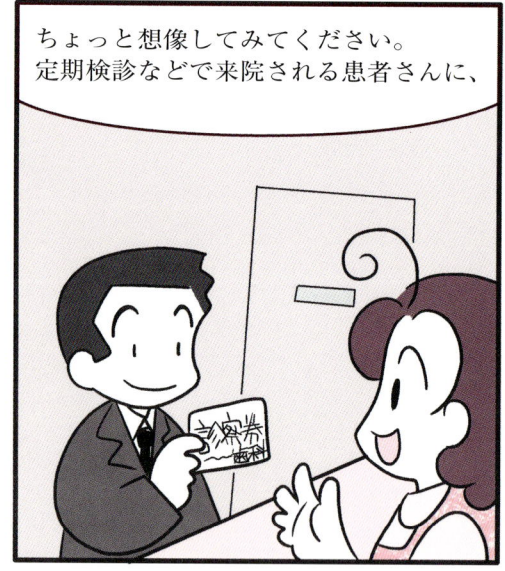
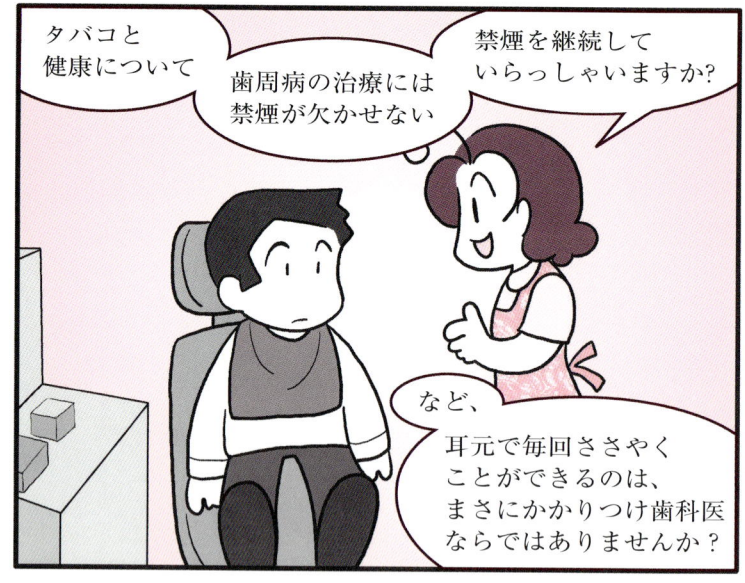
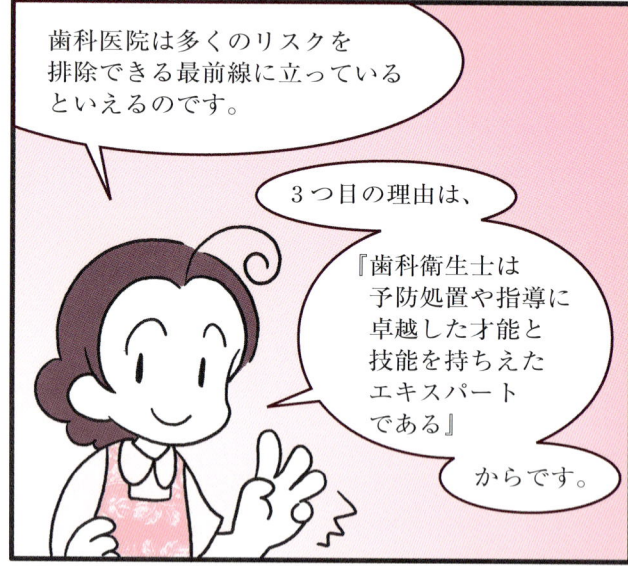
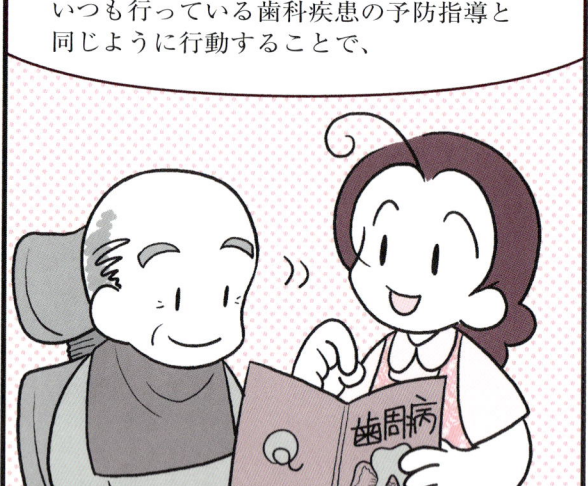
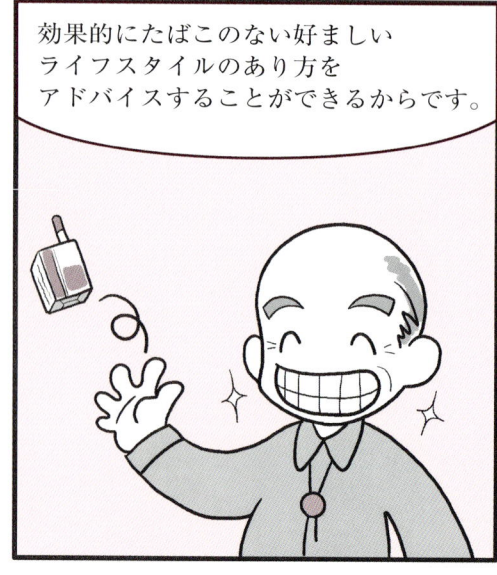
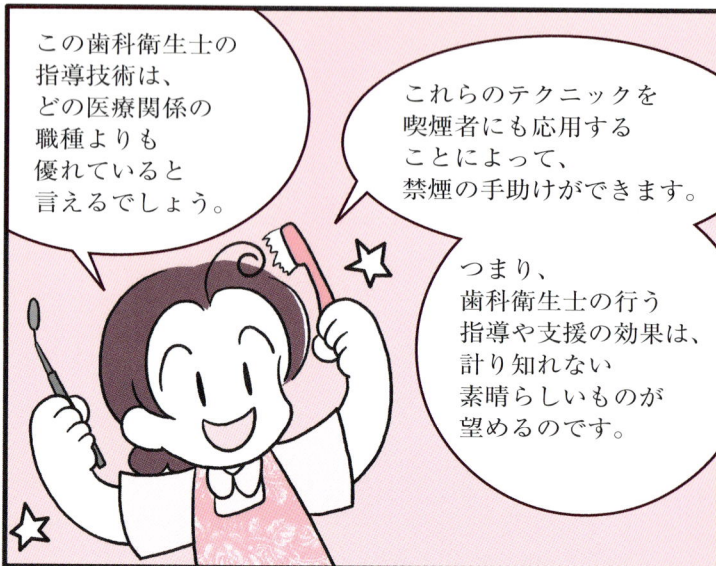

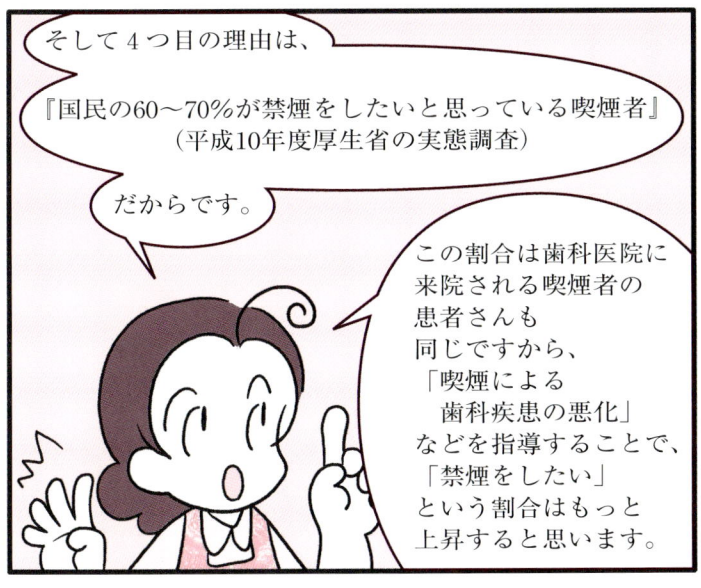
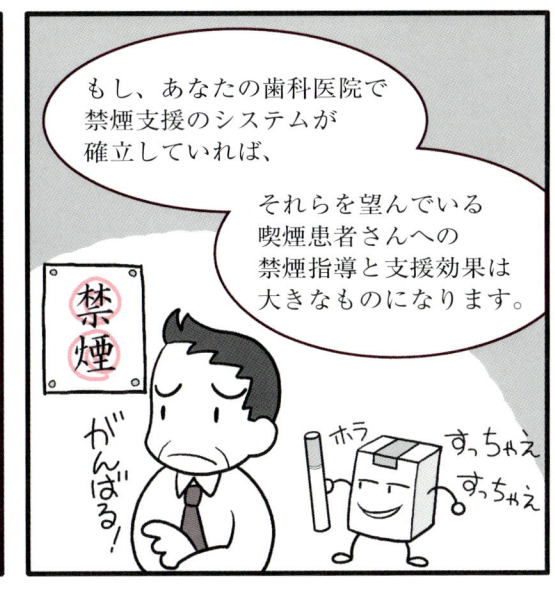
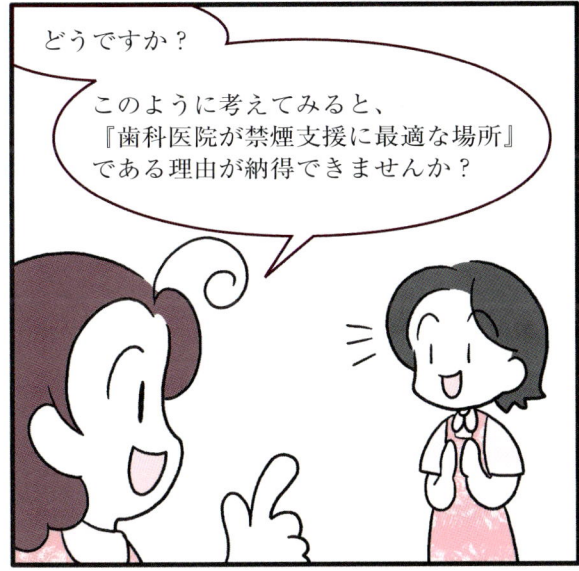
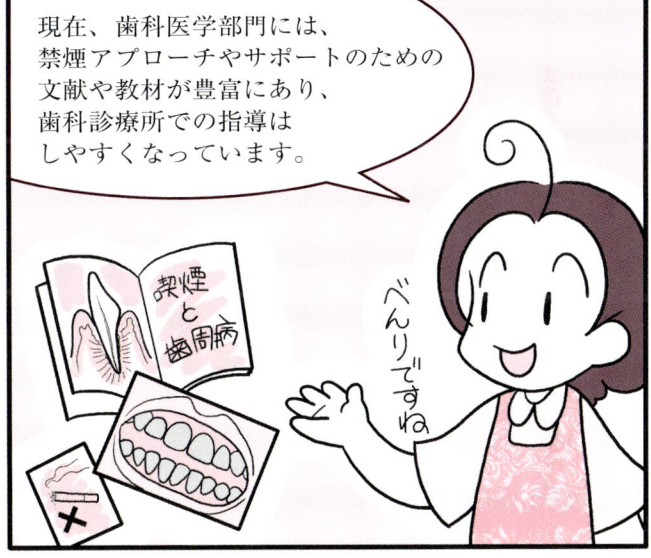
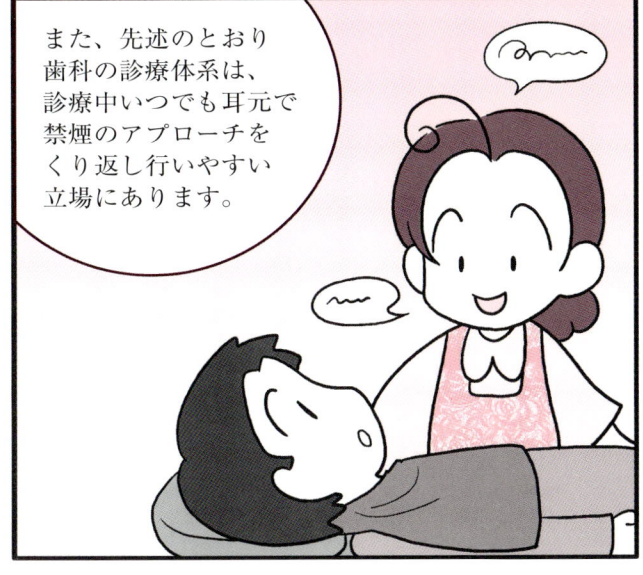
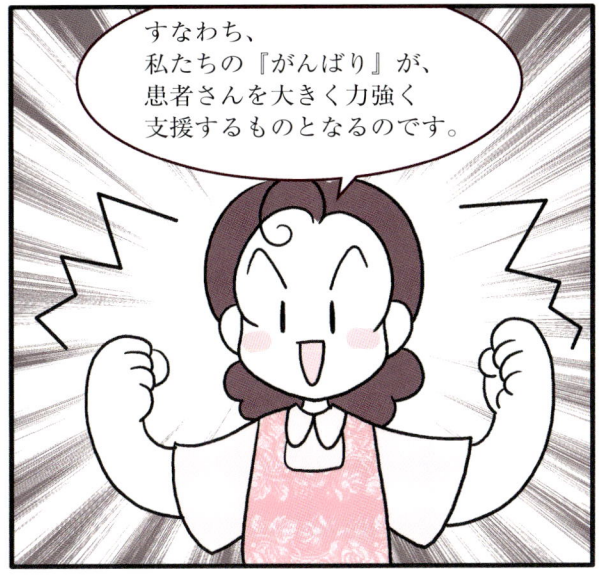

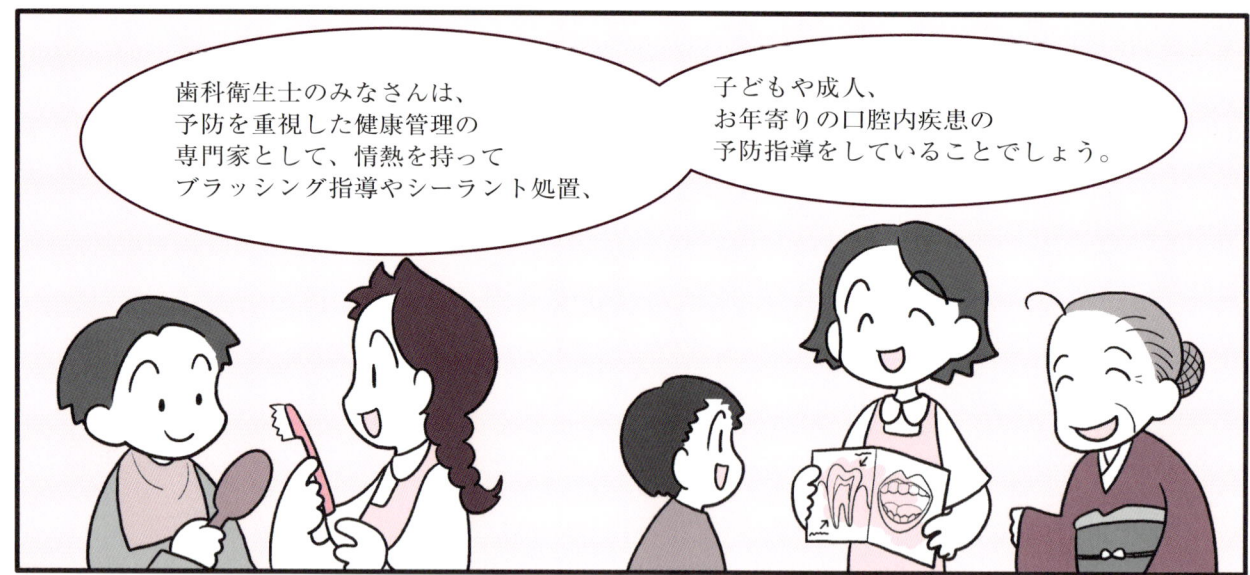
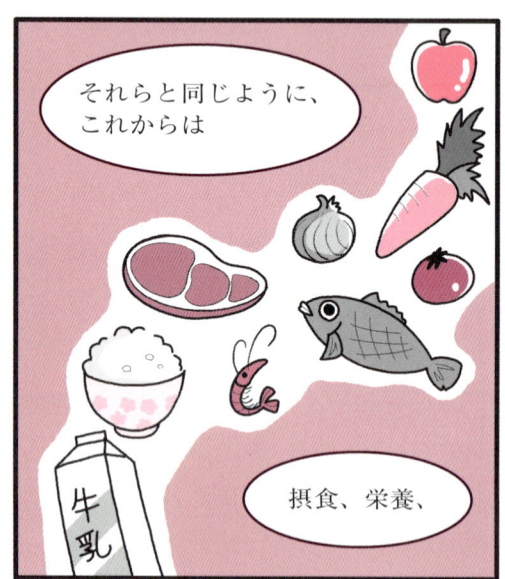
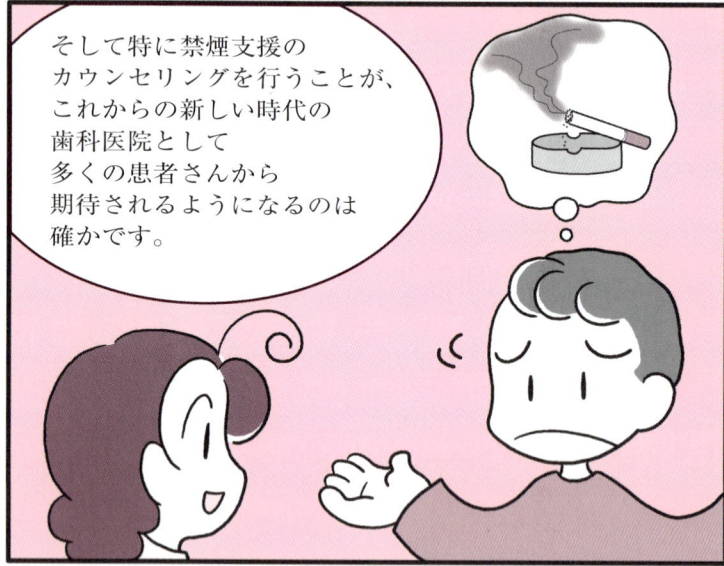
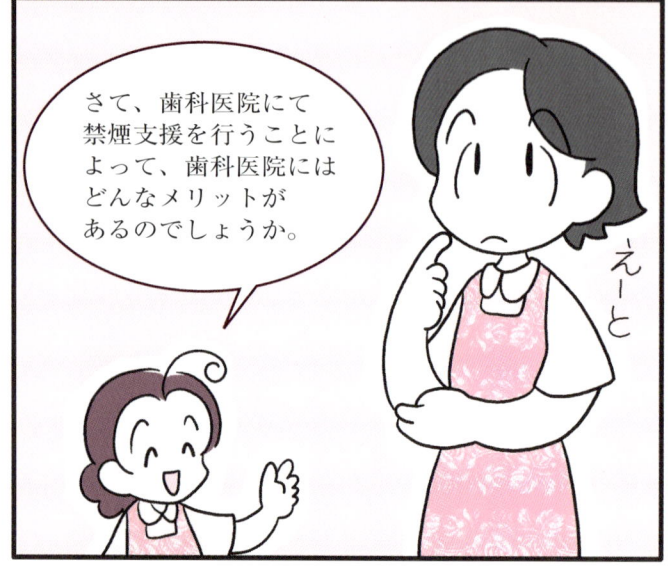
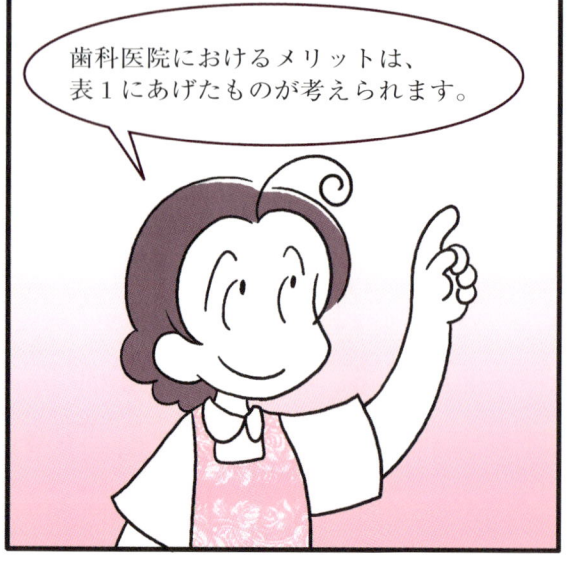

表1

歯科医院の活性化が図れる

- 喫煙問題への取り組みを通じて、スタッフは院長の持っている専門的な知識・技術を、医院全体をあげてさらに広げようと協力するようになる。
- 禁煙支援を通じて、心理学や行動科学的な知識や技術が身につき、日頃の口腔衛生指導にも応用が可能となる。
- 全身疾患についての認識が高まり、隣接医学の知識が広がる。
- 喫煙を全身疾患の一部と考える啓発活動ができる（スタッフも「医科の中の口腔科」としての責任感が現れる）。
- 地域社会および世界的なレベルで重要性を増している重大な医療問題や社会問題に関与することから、視野が広がる。
- ニコチンなどの化学的な依存症がある患者さんの管理方法や治療技術を得ることができる。
- 「当医院は、患者さんのみならずそのご家族の健康と幸福もサポートします」という姿勢を示すことができる。
- 歯科医院の取り組みが地域にも広がり、より広範囲の地域ネットワークの構築ができるようになる（歯科医院の経営にも役立つ）。
- 「予防」の概念のもと、歯科関係者が生活習慣病の治療や改善にかかわることで、歯科医療の地位向上につながっていく。

医科ならびに地域との連携が図れる

- 禁煙活動を通じて、医師と共に足並みをそろえることができ、お互いに研鑽しながら活動をすすめることができる。
- 禁煙支援を通じて、医師にも隣接医学（歯科）を教育することができる。医師は、これをきっかけとして歯周病を認識するようになり、知識を得た医師が歯周病などの治療を依頼するなど歯科との連携を図るようになる。
- 禁煙支援に関する地域団体の活動を通じて、他の歯科医院またはそれ以外の保健サービス提供者と共に行動する機会が得られ、地域問題についての新しい認識や将来の見通しに触れることができる。

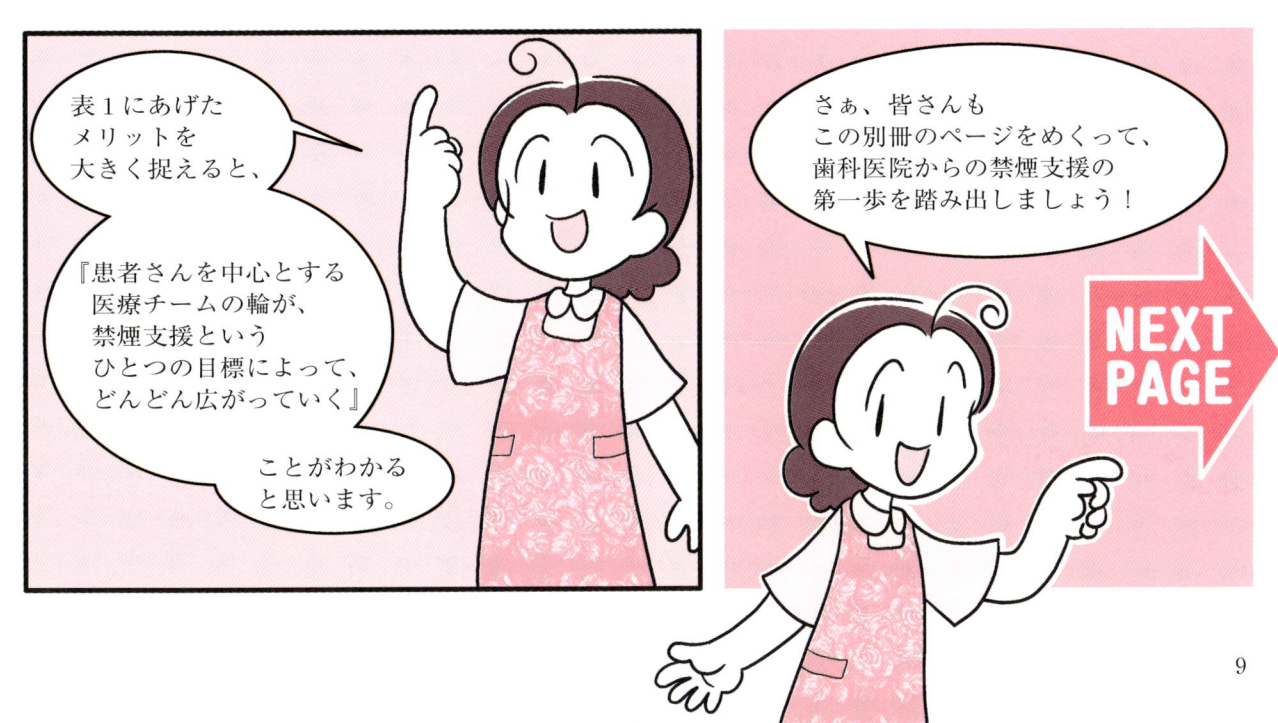

表1にあげたメリットを大きく捉えると、

『患者さんを中心とする医療チームの輪が、禁煙支援というひとつの目標によって、どんどん広がっていく』

ことがわかると思います。

さぁ、皆さんもこの別冊のページをめくって、歯科医院からの禁煙支援の第一歩を踏み出しましょう！

NEXT PAGE

はじめに ……………………………………………………………… 3
巻頭まんが …………………………………………………………… 4
市来英雄、沼部幸博

第1部　たばこを知る

1　たばこの正体見たり …………………………………………… 14
尾﨑哲則

2　たばこがやめられない、そのわけを知る ………………… 17
高橋裕子

第2部　歯科VS喫煙

1　喫煙が口腔内に与える影響 …………………………………… 22
市来英雄

2　たばこと歯周病 ………………………………………………… 24
沼部幸博

3　たばこによって引き起こされる口腔内疾患 ……………… 33
市来英雄、尾﨑哲則

第3部　実践！歯科からの禁煙支援

1　禁煙支援方法 …………………………………………………… 40
高橋裕子

2　禁煙支援体制の構築 …………………………………………… 45
市来英雄

3　市来歯科における禁煙サポートの実際 …………………… 49
市来英雄

第4部　禁煙支援に活かせる！周辺知識

1 たばこが全身疾患に与える影響 …………………… 62
　　　　　　　　　　　　　　　　　　　　高橋裕子

2 喫煙率の推移と社会背景 …………………………… 65
　　　　　　　　　　　　　　　　　　　　尾﨑哲則

3 日本の歯科界における取り組み
　　―日本口腔衛生学会による禁煙宣言― ………… 67
　　　　　　　　　　　　　　　　　　　　埴岡　隆

4 WHOの喫煙に対する取り組み …………………… 69
　　　　　　　　　　　　　　　　　　　　高橋裕子

5 喫煙に対する国際歯科連盟（FDI）と
　米国歯科医師会（ADA）の取り組み …………… 71
　　　　　　　　　　　　　　　　　　　　市来英雄

6 日本における禁煙推進運動 ………………………… 74
　　　　　　　　　　　　　　　　　　　　市来英雄

7 医療・教育機関・自治体などにおける
　禁煙の取り組み …………………………………… 76
　　　　　　　　　　　　　　　沼部幸博、高橋裕子

8 禁煙支援に役立つ！書籍・ホームページ紹介 …… 81
　　　　　　　　　　　　　　　尾﨑哲則、沼部幸博

COLUMN

たばことお肌 ……………………………………………… 23
軽いたばこの真実～「軽い」たばこに注意！～ ……… 37
未成年者の喫煙状況 ……………………………………… 66
世界禁煙デーとサッカーW杯 …………………………… 70

執筆者略歴

市来英雄 ●HIDEO ICHIKI

1966年　日本歯科大学卒業
1967年　医療法人市来歯科開業
1996年～鹿児島大学医学部非常勤講師
現在、国際歯科連盟（FDI）禁煙推進歯科医部会幹事・日本代表役員、国際歯学士会日本部会会員、日本WHO協会会員、日本口腔衛生学会会員、全国禁煙・分煙協議会会長、日本禁煙推進医師連盟運営委員、たばこの害を考える会鹿児島会長など

主な著書

「ニコチン中毒ところかまわず」―共著（葉文館刊）、「ロバに入れ歯を贈った歯医者さん」（クインテッセンス出版刊）、「吸う人と吸わない人のたばこ病」―共著（実践社刊）、「ミュータン旅へ行く・1～3」（口腔保健協会刊）など

尾﨑哲則 ●TETSUNORI OZAKI

1983年　日本大学歯学部卒業
1987年　日本大学大学院歯学研究科修了
1987年　日本大学助手
1988年　日本大学講師（専任扱）
1996年　日本大学専任講師
1998年　日本大学助教授
2002年　日本大学歯学部附属歯科衛生専門学校長
2002年　日本大学教授歯学部医療人間科学教室

主な著書

「生活と健康」（学建書院刊）、「口腔診査法4」（口腔保健協会刊）、「区市町村歯科衛生士マニュアル」（東京都衛生局医療計画部医務指導課刊）、「埼玉県市町村歯科保健業務マニュアル」（埼玉県衛生部健康増進課刊）など

高橋裕子 ●YUKO TAKAHASHI

1978年　京都大学医学部卒業
1978年　京都大学医学部附属病院医員（研修医）
1979年　大津赤十字病院内科医員
1985年　京都大学医学部附属病院医員
1986年　社会保険奈良病院内科医長
1990年　天理よろず相談所病院消化器内科医員
1994年　大和高田市立病院内科医長
1997年～京都大学医学部非常勤講師（兼任）
2001年～京都大学医学部附属病院予防医療クリニック担当医（併任）
2002年～奈良女子大学保健管理センター教授・保健管理センター長
現在、日本消化器病学会、日本消化器内視鏡学会近畿支部評議員、日本糖尿病学会認定医、インターネット禁煙マラソン主宰者

主な著書

「禁煙マラソン」（光文社知恵の森文庫刊）、「禁煙指導の本」（保健同人社刊）、「禁煙支援ハンドブック」（じほう刊）、「タバコがやめられないあなたへ」（東京新聞出版局刊）、「新・禁煙時代」（ライフサイエンスメディカ刊）など

沼部幸博 ●YUKIHIRO NUMABE

1983年　日本歯科大学歯学部卒業
1987年　日本歯科大学大学院修了（歯学博士）
1989年　日本歯科大学歯学部歯周病学教室専任講師
1989年　カリフォルニア大学サンフランシスコ校歯学部客員講師
1991年　日本歯科大学歯学部附属歯科専門学校歯科技工士科講師（併任）
1993年～日本歯科大学歯学部歯周病学教室助教授
2000年～日本歯科大学歯学部歯周病学講座助教授
現在、日本歯周病学会指導医、日本歯科保存学会認定医、厚生省外国人臨床修練指導歯科医、日本歯周病学会評議員など

主な著書

「喫煙とお口の健康― タバコの害を知ることが禁煙への近道 ―」（クインテッセンス出版刊）、「かかりつけ歯科医対応　主訴・症状別病態写真シート―「か初診」算定用病態写真集 ―」（クインテッセンス出版刊）

◆執筆協力者

埴岡　隆 ●TAKASHI HANIOKA

福岡歯科大学口腔保健学口腔健康科学分野教授

第1部

たばこを知る

1章 たばこの正体見たり

尾﨑哲則／日本大学教授歯学部医療人間科学教室

1 「たばこ」の煙の正体は何だ！

　近年、たばこの煙に含まれる化学物質についての研究や、たばこと疾病（健康障害）との関連性の研究が進むにつれて、たばこ自体の持つ危険性がより明らかになってきました。そして、たばこに対する関心が高まってきているにも関わらず、喫煙者の数はあまり減ることはなく、むしろ若年人口や女性の喫煙率の上昇が大きな問題となってきています。

　たばこの歴史を辿ると、15世紀までは中南米地域のみのものでした。マヤ族が火の神を礼拝する際に、火の神の霊がひそむものとして宗教的儀式に使用されていましたが、マヤ族からアステカ人に伝えられ、15世紀頃のアメリカ大陸では原始的な葉巻やパイプでの喫煙がかなり普及していました。1492年、コロンブスが西インド諸島に上陸した時に、原住民から「香り高い乾燥した葉」（つまりたばこ）をプレゼントされ、一行のヨーロッパに持ち帰ったたばこが、続く100年の間に世界中に広まりました。日本には1595年、種子島に鉄砲と一緒にポルトガル船によってもたらされ、「延命長寿、万病治癒の霊薬」（長生きをさせ、どんな病気にも効く薬）ということで、またたく間に日本全土に広がりました。ヨーロッパでも、たばこは治療薬の1つと考えられた時期があり、フランス人ジーン・ニコーはたばこの医学的価値を唱え、たばこの主成分のニコチンは彼の名にちなんで名付けられました。

　日本では、たばこは煙を楽しむ草、と書き、嗜好品として扱われていますが、たばこの煙はどのように分類されているのでしょうか。

　たばこの煙は、喫煙時にたばこ自体からフィルターを通過して口腔内に達する「主流煙」と、これの吐き出された部分である「吐出煙」および点火部から立ち昇る「副流煙」にわけられ、吐出煙と副流煙が大気中で混じったものは剰余煙と呼ばれます。たばこ煙は通常、浮遊粉塵として扱われますが、細かく見てみますと、粒子相（小さな粒子）と気相（気体）とからなり、粒子相は液滴（エアロゾル）の形状をしています。

　たばこ煙には4,000種以上の化学物質が検出されています。そのうち、ほとんどがたばこ葉の成分ですが、ある種の物質はたばこの栽培された地域の土壌や大気といった生育条件によって異なります。たばこ煙の成分のうち、発がん性が確認されているものだけでも200種を越えています。たばこ煙の成分としては、ニコチンやタールあるいは一酸化炭素が知られていますが、この他にもダイオキシン、シアン化水素（青酸ガス）、砒素や種々の発がん物質・発がん促進物質、その他多種類の有害物質が含まれています。これらの中には、最近問題となったゴミ焼却場から排出されているダイオキシンなどの人体にとって危険な化学物質も多く含まれています。いままであげてきた物質以外でも、既に検出されている重要な有害化合物としては、たばこ葉中に存在する亜硝酸塩由来の発がん性ニトロソアミン類や、アミン類、タンパク質類、アルカロイド類などがあります。喫煙時にたばこが燃焼する間に、熱分解産物や反応性産物が大量に形成されます。また、たばこ煙には気管支などの呼吸器の線毛を障害する物質も含まれているために、気道のクリアランス機能（痰としての排泄機能）を障害し、発がん物質の肺内貯留、沈着を促進し、間接的に発がん性を増強する可能性もあります。

　主流煙と副流煙における物質の濃度をみますと、多くの有害物質が副流煙のほうにより多く含まれていることがわかります（表1）。

2 たばこ煙の主流煙

　たばこ煙は先に述べたように気相・蒸気相の中に分散している液滴の粒子相から成るエアロゾルです。喫煙によって、たばこの熱分解が起こり多数の化合物が形成さ

表1　紙巻たばこ（フィルター・シガレット）のたばこ煙の有害物質の主流煙・副流煙中の含有量（平山雄．予防がん学．東京：メディサイエンス社；1987より引用改変）

	主流煙	副流煙	主流煙／副流煙比
タール（総称として）	10.2	34.5	3.4
ニコチン	0.46	1.27	2.8
アンモニア	0.16	7.4	46.0
一酸化炭素	31.4	148.0	4.7
二酸化炭素	63.5	79.5	1.3
窒素酸化物	0.014	0.051	3.6
フェノール類	0.228	0.603	2.6
ベンツピレン*	0.02〜0.04	0.068〜0.136	3.4
O-トリジン*	0.16	3.0	19.0

*：発ガン物質　　単位：mg／本

表2　たばこ煙に含まれる主な有害物質

粒子相
- タール
- ニコチン
- ベンゾaピレン
- フェノール
- カドミウム
- 砒素
- ニッケル

気相
- 一酸化炭素
- アンモニア
- 窒素酸化物
- アセトアルデヒド
- シアン化水素
- ホルムアルデヒド
- ニトロサミン

れます。これらの化合物は、主流煙として燃焼部直後でいくらかが濃縮されながらたばこ本体を通過したり、副流煙として燃焼部先端から大気中に放散されます。一服ごとに、濃縮されてきた物質がたばこ煙に加わることによって強烈になり、さらに濃縮が生ずるのに要するたばこの長さは減少してきます。

たばこ煙の物理化学的性状は、たばこの吸い方と燃焼状態、巻き紙の通気性と処理状況およびフィルター・チップの型に依存しています。たばこ煙の化学的な性状はたばこの形の大きさや、巻き紙の通気性とともに、一服量、吸煙の頻度とその持続時間といった喫煙の仕方などの影響を受けるとされています。

たばこ煙の化学的性状は粒子相物質の存在の有無よりも、むしろ主として含まれている化学物質の種類によって変化します。主流煙は比較的低酸素環境の条件下に燃焼温度850〜950℃の燃焼部分内で発生します。最初は、主流煙粒子状物質は0.2〜0.3μmの粒子の大きさをしていますが、吸引されて、湿度が100％の気道に入るや否や、粒子状物質はただちに合体して大形となり、あたかもμm径を有する粒子のような動き方をします。粒径の観点からみるとエアロゾル粒子相物質、蒸気相合有物質および気体はいずれも吸煙時に肺胞に到達するということでは同じです。

主流煙は、先ほどから述べているように、粒子相と気相に分けることができます（表2）。

主流煙粒子相はニコチンおよびニコチンから変化した4-(メチルニトロソアミノ)-1-(3-ピリジル)-1-ブタノン（NNK）および一ニトロソノルニコチン（NNN）のようなニトロソアミン類や、カドミウム、ニッケル、亜鉛、ポロニウム-210のような金属類、多環状炭化水素類ならびに4-アミノビフェニルといった発がん性アミン類などを含んでいます。

一方、気相は一酸化炭素、二酸化炭素、ベンゼン、アンモニア、ホルムアルデヒド、シアン化水素、一ニトロソジメチルアミン、一ニトロソジエチルアミンその他の化合物などを含み、たばこ煙中化合物はその生物学的性質により窒息性物質、刺激性物質、線毛毒性物質、変異原性物質、発がん物質、酵素抑制物質、神経毒性物質あるいは薬理学的活性物質などに分類することができます。たばこ煙の生体内への主要な取り込み部位は気道経由（肺から）ですが、たばこ煙は口腔内にとどまっていても唾液に溶け、口腔粘膜から吸収されたり、飲み込まれたりして消化器からも幾分かは吸収されます。また、アルコール飲料は、たばこ煙中物質の粘膜吸収を促進する溶媒としての作用を有しているとされています。

表3　夫の喫煙状況と妻の肺がん死亡率（平山　雄．がんの疫学．1981より引用改変）

夫の喫煙状況	妻の喫煙状況	ガンでの死亡率
非喫煙	非喫煙	1.00（基準値）
前喫煙・1日19本以下喫煙	非喫煙	1.61
1日20本以上喫煙	非喫煙	2.08
1日20本以上喫煙	喫　煙	3.77

3　主流煙（能動喫煙）と副流煙（受動喫煙）

　主流煙と副流煙では、まったく意味が異なります。主流煙は「自分で喫煙したい人が、自分で吸引する煙」（能動喫煙）です。したがって、本人だけに影響するものです。しかも、吸っている時には燃焼状況が良いため、完全燃焼に近い形になりますから、有害物質の産生量は少なめになります。しかし副流煙は放置され、不完全燃焼に近い状況にありますから、より多くの有害物質が出てくるわけです。喫煙者はこれを室内など周りに巻き散らかし、喫煙の意思のない人まで喫煙させてしまいます（受動喫煙）。

　また、主流煙は酸性なのに対し、副流煙はアルカリ性で刺激が強く、非喫煙者だけでなく、喫煙者自身も他人のたばこの煙は嫌いだというのは、煙に含まれるアンモニアなどの刺激が強いからだといわれています。非喫煙者がこの副流煙や喫煙者の吐いた吐出煙を吸わされることを受動喫煙といいます。間接喫煙、不本意喫煙、強制喫煙という言い方もあります。これらは単に不快に感じるからだけでなく、先に示したように、副流煙に含まれる有害物質の濃度が高く、そのまわりの人に急性、慢性のさまざまな健康障害を引き起こすために問題とされるのです。受動喫煙により、副流煙が目や鼻、のどの粘膜に当たり、鼻腔を通して肺に吸引されます。粘膜症状としては、目のかゆみ、痛み、涙、まばたき、鼻詰まり、くしゃみ、鼻汁などがあります。気管への刺激により咳も出ますし、CO（一酸化炭素）を吸い込むため、頭痛も引き起こされます。ニコチンの影響で血管が収縮するため、皮膚の温度が低下します。煙に慣れている喫煙者は比較的早期に回復するのに比べ、慣れていない非喫煙者は回復が遅れなかなか元の皮膚温に戻ることができないといった報告もあります。これは、受動喫煙が続くと血中ヘモグロビンが副流煙の一酸化炭素結と結合し、末梢への酸素運搬能力が低下するためにおきるものです。これらは、副流煙のニコチンやCOの影響が、非喫煙者の全身に及ぶことを示しています。歯科領域でも、これらを証拠づける事例があります。唾液中のコチニン（ニコチンの代謝産物）の連続的な計測を行うと、非喫煙者の場合、たばこの環境汚染がひどい居酒屋などへ行った翌日はコチニンの値が高くなり、明らかに喫煙による影響が見られます。さらに、喫煙者の家庭では、副流煙による影響で、小学校の子どもの歯肉にメラニン沈着が多いなどの報告もされていいます。

　また、一般に副流煙を数秒間吸っただけで、心拍の増加、血管の収縮、呼吸抑制が認められるといわれています。そのため、狭心症の既往のある人は、受動喫煙によって心筋梗塞の発作が引き起こされることがありえますし、気管支ぜんそくの発作の原因にもなり得るといわれています。

　今から約20年前、「夫が喫煙者である妻の肺癌死亡率が、夫が非喫煙者である妻に比べて高い」との報告がなされ、非喫煙者に衝撃を与えました。この妻の肺癌死亡のリスクは、夫の喫煙本数に比例して増大し、年齢、職業、年数よりも本数が関係していました（表3）。同様の危険が、肺癌のみならず、妻の心筋梗塞の発生にも影響していることもわかりました。

　日本では喫煙の制限が甘く、家庭や職場、公共の場所で、多くの非喫煙者が受動喫煙の害を受けています。"喫煙は緩慢な自殺行為である"と言われていますが、前述のような理由で"緩慢な他殺行為"ともいえます。海外では、たばこの箱には「喫煙はあなたの周囲の人の健康を害する」（EU）、「たばこの煙は非喫煙者の致命的な肺疾患の原因である」（カナダ）、「喫煙はあなたの家族に害を及ぼす」（シンガポール）といった警告表示が書かれていますが、日本では副流煙についての警告表示は一切ありません。これは今後の大きな課題と考えられるでしょう。

2章 たばこがやめられない、そのわけを知る

高橋裕子／奈良女子大学教授・京都大学予防医療クリニック

　従来、嗜好品とされてきたたばこに含まれるニコチンは、ヘロインやコカイン、アルコールに匹敵する強力な依存物質です。だれでもたばこの吸い始めには「自分はたばこ中毒にはならない」と思っています。また実際、たばこを吸い始めてからの数年は、やめようと思えばいつでもさして苦痛もなく禁煙できる状況が続きます。ところが、喫煙を始めて何年か経つと、やめようと思っても容易にはやめられなくなっていることに気づくことでしょう。

　多くの調査から、喫煙者の過半数は、できることなら禁煙したい、あるいは禁煙しなければと感じていることが明らかになっています。しかしながら独力で単独に禁煙にチャレンジした場合、禁煙に成功するのは1割程度です。つまり、かなり成功率の低い作業ということになります。本章では、たばこがやめにくい理由について解説したいと思います。

1　ニコチン依存（ニコチン中毒）とは

　1980年に米国精神医学会によって、ニコチン依存は精神疾患の診断分類としてとりあげられました。たばこの煙に含まれるニコチンは、麻薬やアルコールと同様、依存症を作り出す薬物です。喫煙者の70％は禁煙を希望するがなかなか禁煙できず、禁煙しても1年以内の再喫煙率が50〜75％である——というのは、麻薬やアルコールとほとんど同じで、たばこが強固な依存性を形成することを示しています。

　ニコチンは、口腔内粘膜や皮膚からも吸収されるきわめて吸収の良い物質で、喫煙を始めると同時に急激に吸収され、数秒以内に脳血管障壁を通過して脳細胞に達します。中枢神経系ではドーパミン、セロトニンやアセチルコリン、ノルアドレナリンなど数種類の「神経細胞間伝達物質」（神経伝達物質）が分泌されていますが、ニコチンはこうした神経伝達物質にとって代わって感情をつかさどるドーパミン作動性細胞（快中枢）に働き、興奮や鎮静、リラックスなど、多方面の神経活動を作り出しま

ADA発行のカタログ

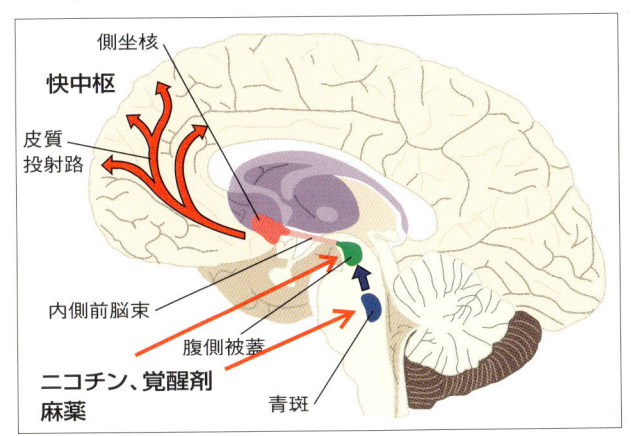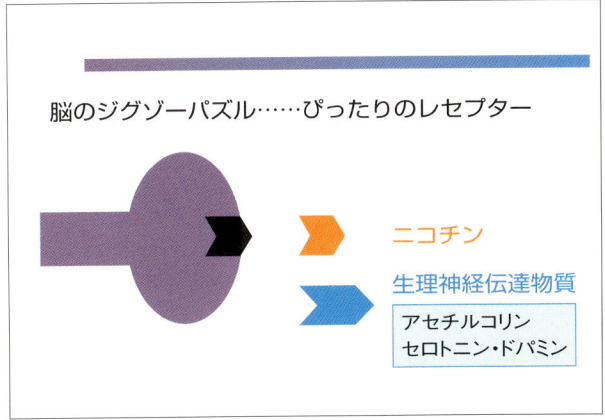

図1-a、b　ニコチンは麻薬と同じはたらきをする。また、生理神経伝達物質の影武者となり、レセプターにぴったりはまる。

第1部　たばこを知る

表1　ニコチン依存度質問表（FTND）（参考文献5より引用）

		0点	1点	2点	3点
1	1日に何本くらいたばこを吸いますか	10本以下	11-20本	21-30本	3本以上
2	起床後、何分でたばこが吸いたくなりますか	61分以後	31-60分	6-30分	5分以内
3	会議などたばこが吸えない場所から出たらすぐにたばこを吸いに行きますか	いいえ	はい		
4	風邪をひいている時にもたばこを吸いますか	いいえ	はい		
5	午前中と午後、どちらが本数が多いでしょう	午後／どちらともいえない	午前中		
6	いちばんやめにくいと思うのは	それ以外	起床後最初の1服		

0-3点…低程度依存　4-6点…中程度依存　7-10点…高度依存

す（前ページ図1-a、b）。急激なニコチン摂取を繰り返すと、ある時期以降には、脳細胞は喫煙してニコチンを吸収することで、ようやく以前と同レベルの活動を維持するようになります。これが「ニコチン中毒」「ニコチン依存」と呼ばれている状態で、一定量の血中ニコチン濃度を保っていないと、不安やいらつき、眠気、不穏など、神経細胞間伝達物質の欠乏症状を呈するようになります。

ちなみに依存という概念は、1969年にWHOによって強迫症状の存在と報酬の存在と定義されたもので、その後に作成された依存の診断基準（DSM-IV）においても、ニコチンは他の薬物依存同様に依存を引き起こすものとして扱われています。強迫症状としては、ニコチン補給が途絶えるとたばこのことが頭を離れず、喫煙に対しての切望感が強まるなどがあります。一方報酬には、その物質の摂取によって行動が活性化するといった「陽性の報酬」と、辛いニコチン離脱症状が消失するといった「陰性の報酬」があります。

たばこを吸うことによってリラックスできるというのは陽性の報酬であり、耐え難いニコチン切れのために喫煙して平常に戻るのは陰性の報酬です。ニコチンは吸収が早い分、体内から消失するのも早く、喫煙終了後約30分でニコチンの血中濃度は半減するため、常習喫煙者では喫煙後30分程度でニコチン切れ症状を生じ、「次の1本」の願望が喫煙者の頭を離れなくなります。

そのままニコチンの補給のない状況が続くと、2週間から2ヵ月程度の間、さまざまな「ニコチン離脱症状」に悩まされることになるため、喫煙者は再度喫煙して脳細胞の機能を保とうとします。この「ニコチン依存」の存在が禁煙を困難なものとしています。しかしながら今日では、ニコチン代替療法の普及により、ニコチン切れ症状を軽減した形で禁煙をすすめてゆくことが可能となっています。

なお、ニコチンがドーパミン作動性細胞に作用することから、禁煙に際してはうつ状態など、セロトニン欠乏症状が一時的に強く出ることがあります。過去にうつの既往のある人に禁煙支援をする際には、必ず専門家の受診と併用するようにすすめます。また明らかなうつの既往がない場合でも、禁煙して気持ちの落ち込みなどを感じたら早めに連絡するように伝え、心療内科など専門家に紹介するようにしましょう。

2　ニコチン依存の程度を知るには

ニコチン依存の程度には個人差があり、遺伝的要素の関与も示唆されています。

ニコチン依存の程度は「起床後何分でたばこを吸いますか」という簡単な質問で、ほぼ正確に推定することができます。起床直後は睡眠によって喫煙が中断された後にあたり、1日のなかでもっともニコチンの血中濃度の低い時間帯です。その時間帯の喫煙要求の程度が、ニコチン依存の強さを表します。

禁煙外来などでは問診の一部として「ニコチン依存度質問表」を使用しますが（前ページ表1）、7点以上を高度依存、4〜6点を中程度依存、3点以下を軽度依存とするのが一般的です。

ニコチン離脱症状（ニコチン切れ症状）は、一般的には一日喫煙本数が多くニコチン依存度が高いほど強く出現し持続も長いことが多いですが、これらの離脱症状がすべてが出揃うとは限らず、一部のみ強く出る場合や、まったく出現しない場合もあります。

なお現在では、ニコチン代替療法の普及により、ニコチン離脱症状はかなり軽減しうるようになりました。

3　心理的依存

心理的依存には、「受話器を取るなりたばこが吸いたくなる」といった、喫煙行為に習慣化が加わった場合と、「こんな大変な時はたばこを吸ったらよい考えが浮かぶはずだ」と言った、喫煙にまつわる良い記憶に結びついた場合の2種類があります。

心理的依存が引き金となり、禁煙してからのちも、「この1本だけ吸って、また禁煙を続ければ大丈夫」という気持ちが元喫煙者に生じます。これを「再喫煙」と呼びますが、再喫煙によって生じた急激なニコチン濃度の上昇は、脳の快中枢のドーパミン作動性細胞を急激に喫煙時の状況に戻します。その結果再喫煙した者は、再喫煙から数日以内に、以前の喫煙者であった時と同様の強い喫煙要求を感じるようになり、喫煙習慣を再開することになります。

この、「この1本だけ吸って、また禁煙を続ければ大丈夫」という気持ちを、禁煙マラソンでは「1本だけおばけ」と名づけ、注意を喚起するようにしています。

禁煙マラソンでの調査では、「1本だけおばけ」を感じなくなるのには1年かかるというデータが出ています。つまり禁煙を開始して1年くらいの間は、「1本くらい吸ってもよいのでは」と思いつつ、喫煙しないという行動を選択して過ごすことが普通の状況なのです。

薬剤によって軽減することが可能なニコチン依存と異なり、記憶や癖を修正する薬剤は存在しませんので、心理的依存に対しては記憶や癖をたばこと関連しない動作に置き換えていくという地道な努力をしなければなりません。そのためには周囲からのサポートや禁煙を支えるネットワークの構築が必要となります。医療機関でこれを継続的に提供するには限度があり、インターネットなど双方向遠隔通信機能を用いた企画が好成果を挙げています。

参考文献

1. 新版 喫煙と健康喫煙と健康問題に関する検討会報告書. 東京：保健同人社, 2002.
2. 高橋裕子. 禁煙支援の実際. 日本臨床内科医会会誌　2001；16(4)：344.
3. 高橋裕子. 禁煙支援ハンドブック. 東京：じほう, 2001.
4. 高橋裕子. 禁煙指導の本. 東京：保健同人社, 1997.
5. Fagerstrom KO, Schneider NG. Measuring nicotine dependence：a review of the Fagerstrom Tolerance Questionnaire. J Behav Med 1989；12：159-182.

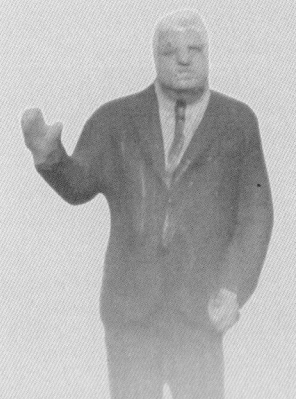
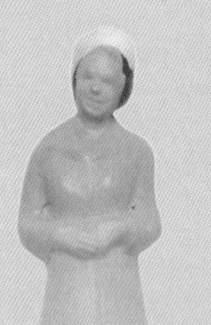
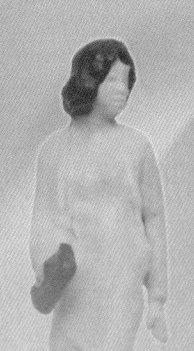
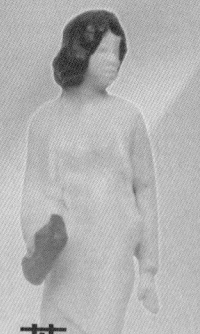
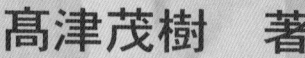

歯科医院での対人コミュニケーション
自己評価できる決定的瞬間80

高津茂樹　著

読みながら能力チェックができ、読み終わったらスキルアップしている！

CONTENTS
第1章　本書の使い方
第2章　自己評価してみよう、患者さんを迎えてから見送るまでの決定的瞬間80
　Step1　診療前のコミュニケーション
　　1-1　カガミの前で身だしなみ
　　1-2　患者さんの目線で準備
　　1-3　簡単な事務連絡
　Step2　患者さんがみえたとき、受付・待合室でのコミュニケーション
　　2-4　受付に迎えた患者さん
　　2-5　待合室で待っている患者さん
　Step3　患者さんを待合室からチェアへ誘導するときのコミュニケーション
　　3-6　誘導する前に、準備しておきたいユニットまわり
　　3-7　待合室の患者さんを呼び、チェアまで誘導
　Step4　診療前・診療中の患者さんへのコミュニケーション1
　　4-8　チェアへ座った患者さん
　　4-9　診療介助をするとき
　Step5　診療前・診療中の患者さんへのコミュニケーション2
　　5-10　診療補助・予防処置・保健指導をするとき
　Step6　診療後の患者さんへのコミュニケーション
　　6-11　チェアでの患者さん
　　6-12　待合室・受付での患者さん
　集計表
　レーダーチャート
第3章　自己評価し、改善点をみつけ歯科医院とスタッフが変わろう

● **コ・デンタルスタッフの接遇応対サービスが評価される時代です**
　いま歯科医院は、患者さんから選択され、評価される環境にあります。患者から評価されやすい歯科医療サービスのなかに、コ・デンタルスタッフの接遇・応対サービスがあります。本書は歯科衛生士や歯科助手の人たちが、歯科医院での対人コミュニケーション能力を高めることを目標にしてあります。

● **キーワードはMOTサイクル**
　患者さんは、来院してから帰るまでのサイクルのなかで、コ・デンタルスタッフと接するとき、満足や不満を感じる瞬間があります。この瞬間は、決定的瞬間（MOT=Moments of Truth）といわれ、歯科医院で患者さんを迎えてから見送るまでの決定的瞬間のつながりをMOTサイクルといいます。本書では、MOTサイクルからみた歯科医院でのコミュニケーションを"患者さんを迎えてから見送るまでの決定的瞬間80"とした評価票を掲載しています。

● **自分のスキルが評価でき、改善点が必ず見つかる**
　①評価票で、歯科医院での対人コミュニケーション能力を自己評価し、改善点をみつけてください。
　②改善点は、歯科医院全体で話し合い、決めるとよいでしょう。
　③改善点に取り組むときは、この本の解説を参考にしてください。

● サイズ：A4変型横判　● 128ページ　● 定価本体：6,500円（税別）
本広告内の表示価格は消費税抜きです。ご購入時には別途消費税が加算されます。

クインテッセンス出版株式会社
〒113-0033　東京都文京区本郷3丁目2番6号　クイントハウスビル
TEL 03-5842-2272(営業)　FAX 03-5800-7592　http://www.quint-j.co.jp/　e-mail mb@quint-j.co.jp

第 2 部

歯科VS喫煙

1章 喫煙が口腔内に与える影響

市来英雄／市来歯科

1 喫煙が口腔の諸組織に及ぼす影響の原因とその作用機序

厚生省（当時）は、たばこ病予防のため、平成9年度の厚生白書に『「健康」と「生活の質」をめざして』と題し、『生活習慣病』という一次予防を重視する新たな概念を提案しました。生活習慣病の範囲では、歯科関係では歯周病が食習慣と喫煙とに関連することを明確に示しています。

国際的な歯科学術分野でも、喫煙が口腔領域に及ぼす悪影響として、口腔癌発生の相対危険の増加のみならず、歯周病のリスクファクターとしての報告が相次いでいます。さらにそのリスクが、不快な口臭の一因、スモーカーズ・メラノーシス（粘膜、皮膚の褐色や黒色の変化）の発現、タールの歯面沈着による口腔の不潔、味覚の鈍麻など多岐にわたることは歯科関係者では周知の事実です（表1）。

以上のことなどから、歯科医師も歯科衛生士も、患者さんに禁煙、あるいは断煙のためのカウンセリング（支援）をすることは、いくばくかの喫煙者の生命を救うことにもつながります。実際、アメリカ合衆国などでは、そのような背景を受けて、現在では喫煙習慣を口腔衛生の重要問題として取り上げ、歯科診療を受ける患者さんすべてに禁煙を勧めています[1,2]。

本章では、たばこが口腔諸組織にどのような影響を与えるのか、総論的に1つずつ検討してみましょう。

喫煙が口腔内の組織に与える影響は、主に以下に示した9の項目が挙げられます。これらが口腔内の諸組織に多大なるダメージを与え、以降に解説するさまざまな疾患を惹き起こす原因となります。

1）口腔内を栄養失調状態にする

たばこに含まれているニコチンは、末梢血管収縮作用があります。そのため、歯周組織の血流が悪くなり、十分な酸素や栄養の供給が困難になり、口腔内の諸組織が栄養失調状態になります。

2）口腔内を酸素供給不足状態にする

本来であれば、ヘモグロビンは酸素と結合し、酸素ヘモグロビンとなって口腔内の諸組織に酸素を供給します。しかしたばこの煙に含まれている一酸化炭素（CO）は酸素の約200倍の速さでヘモグロビンを乗っ取り、ヘモグロビンを一酸化ヘモグロビンへと変性させます。その結果、本来のヘモグロビンの酸素供給能力が低下し、口腔内諸組織の活性化が阻害されます。

3）歯肉の硬化と線維化を進行させる

ニコチンの血流阻害やCOの粗粒子の作用により、歯周組織への刺激や血管内腔への傷害などが引き起こされ、その結果、歯肉が硬くごつごつした状態になります。そのため、ポケット内の疾患の進行具合が表面に現れにくくなり、発見の遅れ、ひいては治療が手遅れになる可能性があります。

4）白血球の活動機能を抑制する

歯周病を起こす細菌を捕食する、いわば生体の味方である白血球の機能が、たばこに含まれる害毒物質によっ

表1　喫煙と関連した口腔内の症状

- 口腔癌
- 白板症（ロイコプラキア）
- ニコチン性口内炎
- 歯肉のメラニン色素沈着
- 歯周炎
- 急性壊死性潰瘍性歯肉炎
- 白斑（色素脱失による白色の斑）
- 毛状舌
- 正中菱形舌炎
- 口腔内創傷治癒の遅延
- 歯面の着色
- 口臭
- 味覚、嗅覚の異常
- 慢性増殖症カンジダ症

て50％も弱められます。そのために、白血球の細菌に対する貪食機能、防御機構が弱まり、炎症が悪化します。

5）線維芽細胞の造成を妨害する

たばこに含まれる害物質によって、歯周病の回復に必要な組織再生細胞の働きや発生が妨げられます。

6）毒物質の直接的な薬理作用が炎症を強める

たばこの煙に含まれているニコチンやタールなどの、2,000以上あるとされる身体に有害な毒物質が、歯周病による歯周ポケットに直接作用したり刺激して、炎症を一層強めます。

7）免疫力を低下させる

たばこに含まれるさまざまな毒物質によって全身の免疫力が衰え、歯周病への抵抗力も下がり、治療しても症状が改善しにくくなるだけでなく、歯周病はかえって悪化していきます。

8）唾液分泌量低下に伴う害毒の中和力阻害・細菌の繁殖抑制力阻害（自浄機能阻害）

たばこに含まれるニコチンによって、唾液の分泌も減少します。その結果、唾液による害毒の希釈作用や中和作用、そして細菌の繁殖を抑える作用が減退します。その結果、プラークの付着、歯石の沈着増進の原因になります。

また、喫煙は皮膚や粘膜にタール分やメラニン色素を呼び、それらを沈着しやすくします（スモーカーズ・メラノーシス）。特に口腔内においては、歯肉を清潔で健康に保とうとする唾液の分泌量低下に伴う自浄機能の阻害によって、色素の沈着が促進されます。

9）血中のビタミンCの破壊に伴う殺菌・静菌作用の阻害

ビタミンCは内因的抵抗力を高める重要なもので、炎症や傷の回復には効果が大きいといわれています（殺菌・静菌作用）。モルモットの実験で、ビタミンC投与により傷の治癒は3分の1に早まったという研究があります。

しかしたばこ1本によって、ビタミンCが25mgも破壊されるとともに、活性酸素が増加します。そのため、血中のビタミンCの濃度が低くなるに従い、殺菌・静菌作用が衰え、口腔内においては歯垢の沈着度が増加します。

参考文献
1. American Academy of Periodontology. Position Paper,Tobacco Use and the Periodontal Patient. J Periodontol 1996；67；51-56.
2. Ryder MI, 沼部幸博. 歯周疾患と喫煙. The Quintessence 1994；13；87-100.

COLUMN

たばことお肌

「たばことお肌との関係？」と思われる方もいらっしゃるかもしれませんが、実はたばこは皮膚の老化を促進していると考えられています。

喫煙によるニコチン血管の収縮作用により、末梢血管の循環不良が生じ、皮膚温度が低下しますし、喫煙によるビタミン不足もお肌にはよくありません。さらに、喫煙によって体内で活性酸素が発生し、細胞を傷つけ、老化を促進します。一般的に老化の結果として死が訪れると考えられますが、喫煙は身体のさまざまな部位に悪影響を及ぼし、少なくとも5年以上、老化を促進させるといえます。

たばこを吸うたびにしわが増えるわけではありませんが、喫煙によってビタミンCが破壊され、細胞が傷つけられるため、しわや皮膚のかさつきなどの生理的老化現象が早く現れます。皮膚の老化に関しては、10歳代後半のような若い世代では、直接的な影響は見られにくいのですが、喫煙者の場合、20歳代後半になってくると、非喫煙者に比べて、皮膚の表面のみずみずしさが失われて、きめこまやかな皮膚でなくなってきます。そのため、化粧ののりが悪くなるといわれています。そして、50歳代・60歳代になってくると、顔に大きなしわが出てくる「喫煙者顔貌」になっていきます。

（尾﨑哲則）

2章 たばこと歯周病

沼部幸博／日本歯科大学歯学部歯周病学講座助教授

さて、先述のとおり喫煙によって口腔領域に与える影響は多分にあります。本章では、この歯周病と喫煙との関係について、現在までに提示されてきているさまざまな証拠について解説することにしましょう。

1 たばこが歯周組織・歯周病に与える影響

喫煙の口腔内の組織に与える影響について、歯科医師、歯科衛生士は、かなり以前から、経験的に歯に対して色素沈着を引き起こすことに気づいていたはずです。いわゆる、「歯の裏まっ黒」というのは、たばこの煙の中のタールの「ヤニ」としての沈着によるものです（図1-a、b）。

おそらく歯周組織に対する喫煙の害に関する報告は、1947年のPindborgによるものが最初です。そこでは喫煙の量と急性壊死性潰瘍性歯肉炎（ANUG）の発生率との間に直接的な関連があることを述べています[1, 2]（図2）。しかし、たばこが歯周組織に与える影響について、臨床実験に基づいたはっきりとした証拠が提示されるようになるまでには、約30年間の時が必要でした。

私たちが日常高頻度に遭遇する歯肉炎や歯周炎と喫煙との関連は、1980年代に、多くの患者さんの協力を得て、厳密な研究条件の設定のもとに調査されました。最初の口腔内の環境を一定にするために、まずプラークの付着

タールによる歯への色素沈着

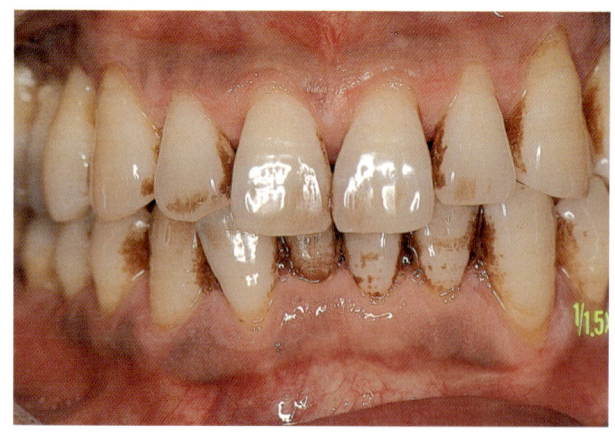 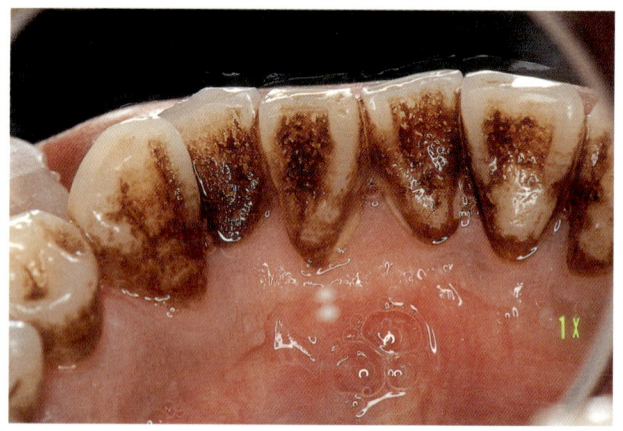

図1-a、b 喫煙者の歯への色素沈着。特に下顎前歯の裏側が茶褐色になっている。これはタールなどの沈着によるものである。

図2 デンマーク王立海兵隊員の5,690人におけるANUGの発現率（参考文献2より引用）。歯周疾患のタイプと喫煙との結びつきを報告した初期の報告の1つ。棒グラフは、軍人におけるANUGの罹患率は喫煙の習慣の有無だけでなく日々消費されるタバコの量にも関係することを示している。喫煙者は非喫煙者と比較した場合、統計的有意にANUGに高率に罹患していた（$p<0.001$：χ^2乗テスト）。また1日に10g以上喫煙した者も10g以下の者と比べて、統計的有意にANUGに高率に罹患していた（$p<0.01$：χ^2乗テスト）。

**$p<0.01$　***$p<0.001$

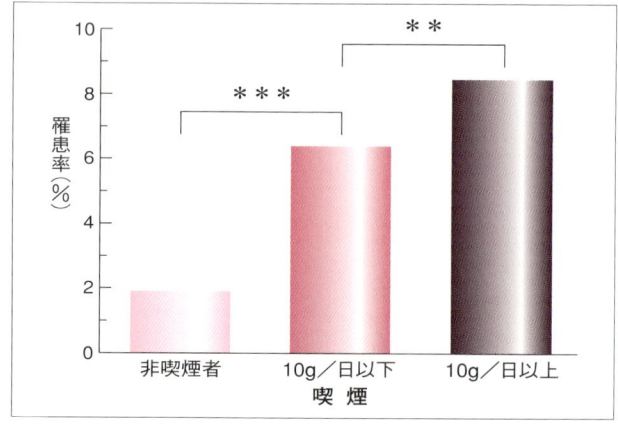

喫煙者、非喫煙者の歯周病

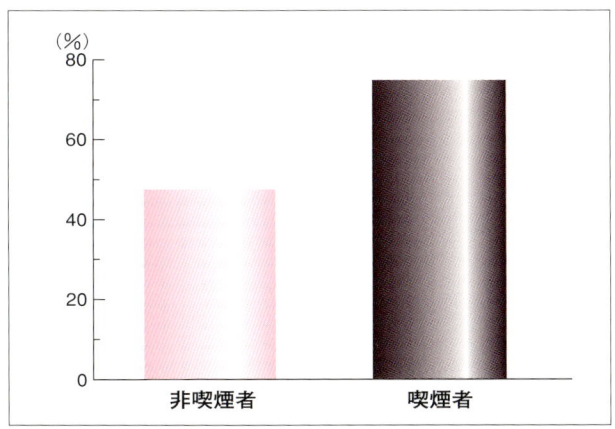

図3　4mm以上深いポケットを有する歯の率（参考文献3より引用）。同様のプラークコントロールレベルである喫煙者75名、非喫煙者59名に対する研究結果。4mmより深いポケットを有する歯の率は喫煙者でより高率である。

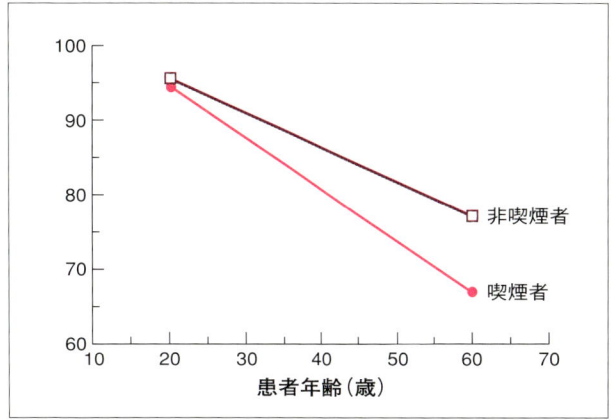

図4　残存する歯槽骨の高さ（参考文献4より引用）。72名の喫煙者、そして163名の非喫煙者の両グループは高い水準の口腔衛生状態を有していた（プラーク指数の平均は0.9）。しかし歯槽骨の高さを年齢別に調べた時、喫煙者ではより急速な歯槽骨の喪失を示した。

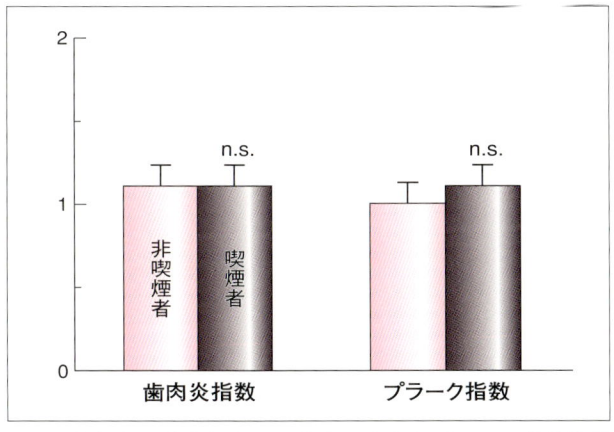

図5　喫煙者と非喫煙者間の歯肉の炎症とプラーク付着状態の比較（参考文献5より引用）。75名の喫煙者、59名の非喫煙者を対象に、プラークの付着状態はプラーク指数（Plaque Index）によって、歯肉の炎症の状態は歯肉炎指数（Gingival Index）によって評価された。その結果、有意差は認められなかった。

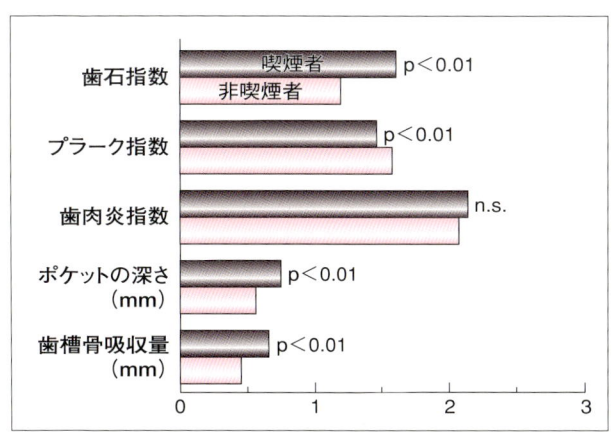

図6　喫煙と歯周病の臨床パラメーターとの関連（参考文献6より引用）。228名の喫煙者、481名の非喫煙者が歯周疾患のパラメーターを用いて評価された。喫煙者群では非喫煙者群と比較して、統計的有意に、より深い歯周ポケットや大きな骨吸収、そして多量の歯石沈着が示されたが、歯肉炎指数では有意差はなかった。意外なことに、喫煙者は非喫煙者より統計的有意に低いプラーク指数を示した。

量が喫煙者と非喫煙者間で統一され、その後に歯周組織検査が行われました[3]。その結果、プラークコントロールが喫煙者と非喫煙者両者において良好に保たれている場合でも、喫煙者で深い歯周ポケットの部位が多い傾向が示されました（図3）[3]。さらに大切な事実として、喫煙者では非喫煙者より高い比率で、歯槽骨の吸収量が大きいことも明らかとなりました（図4）[4]。また、歯周組織の破壊状態を示すアタッチメントロスも、喫煙者で大きくなることが示されましたが、意外なことに、非喫煙者と比較しても歯肉の炎症やプラークコントロールの状態に差は見られませんでした（図5）[5]。このことは、喫煙者ではプラークの付着量が多くなく、また強い炎症が見られないにもかかわらず、歯周組織破壊が進むことを示しています。これと同様の結果は、Feldmanら[6]のグ

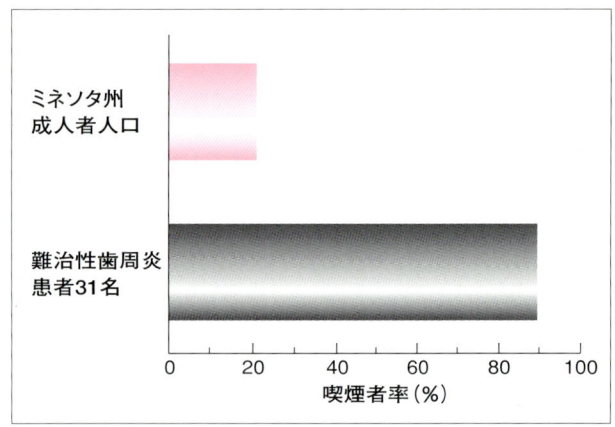

図7　難治性歯周炎患者と喫煙者の関係（参考文献7より引用）。ミネソタ州の一般市民を調査したところ、市民の喫煙者より難治性歯周炎患者中の喫煙者の方が高率であった。このことから、難治性歯周炎と喫煙との関連が疑われる。

口腔内所見の比較に見る喫煙と歯周病とのかかわり

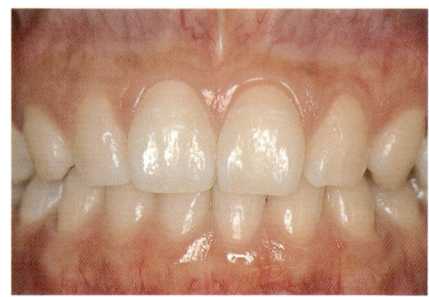
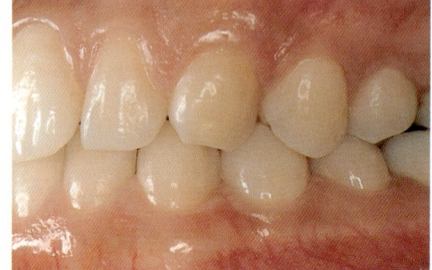

図8-a、b　歯周組織が健康な人。

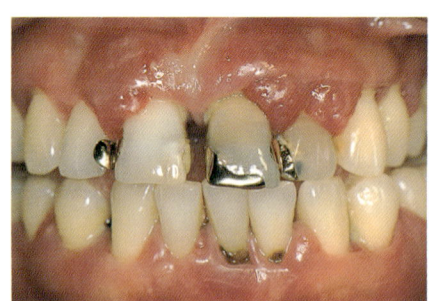
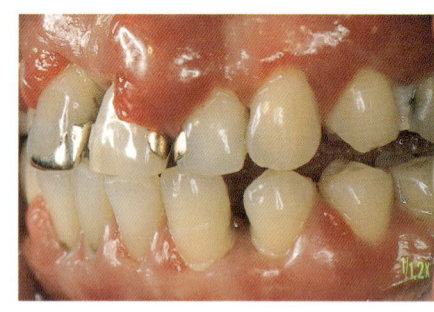

図9-a、b　重度歯周炎患者（非喫煙者）。

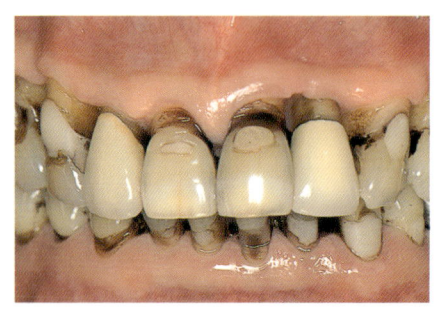
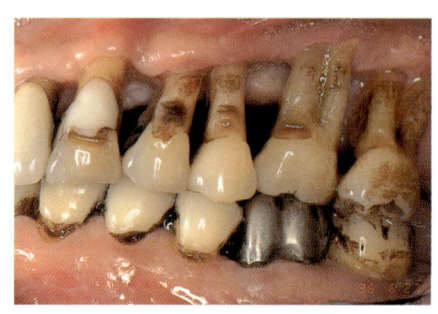

図10-a、b　重度歯周炎患者（喫煙者、1日20本、喫煙歴30年）。

ループからも報告されています（図6）。

　これらの研究から、喫煙者の歯周病の傾向が解ってきました。すなわち、『喫煙者の歯周病では、深い歯周ポケットの部位数が増加し、骨吸収も高度になりやすい。しかし、歯肉の炎症は強くなく、プラークの付着量も多量ではない』のです。

　さらに、"難治性歯周炎"との関連を挙げる必要があります。このタイプの歯周炎は、アメリカ歯周病学会によって定められた歯周疾患の分類の1つで、進行した歯周疾患を持つ患者の4〜15％に発現すると考えられています。この歯周炎の特徴は、繰り返し歯周治療を行うにもかかわらず、反応がとても悪く病気が進行し続け、た

喫煙者の歯周病の特徴

表1-a　喫煙関連性歯周炎の外観（参考文献9より引用）

1. 歯肉辺縁部の肥厚を伴った線維化（ロール状の歯肉）
2. 重症度に比較して歯肉の発赤、腫脹、浮腫が軽度
3. プラークや歯石の沈着量と病態とが一致しない
4. 同年代の非喫煙者と比較して病変は重度
5. 上下顎前歯部と上顎口蓋部に深いプロービング値
6. 上下顎前歯部歯肉の退縮
7. 歯面の着色

表1-b　喫煙関連性歯周炎の臨床的特徴（参考文献9より引用）

1. 20～30歳代で早期の発現
2. 比較的急速な病状の進行
3. スケーリング、ルートプレーニング後のプロービング値の改善が得られにくい
4. 歯周外科手術後、1年以内にプロービング値の悪化
5. 通常の歯周治療に対する反応が悪い

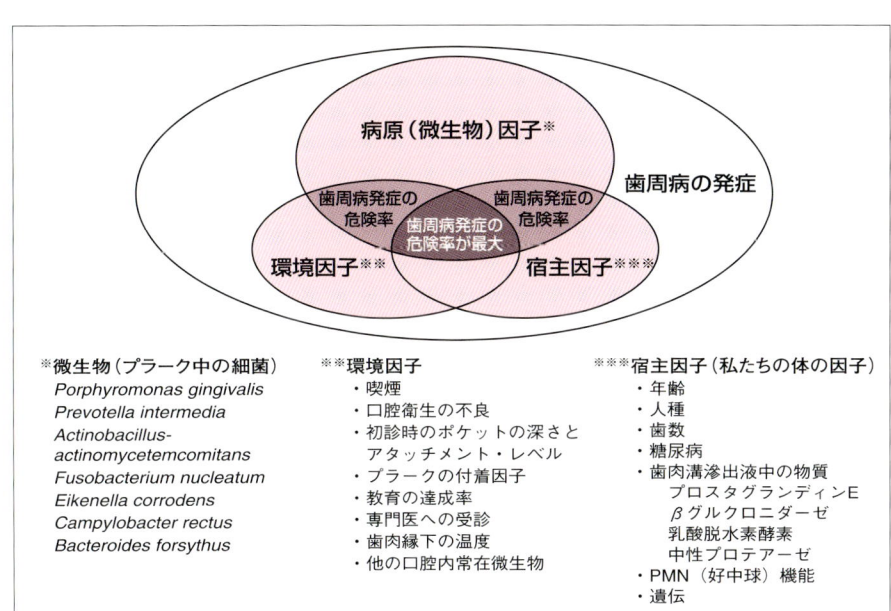

図11　歯周病の進行に関与するリスクファクター（参考文献10より引用）。

とえば歯槽骨の喪失量は1年間で3mmを越えるともいわれています。そしてこの病気の原因の研究で、喫煙との強い関係が見い出されています。同じ年齢層の歯周病患者を対象に調べてみると、その中の約29％が難治性歯周炎患者で、その95％以上が重度の喫煙者（ヘビースモーカー）であることがわかりました[7]（図7）。そのほかの研究でも、同様に喫煙者でこの病気にかかる確率が高いことが見い出されています[8]。

それでは、ここで健康な歯周組織を持つ若い人、60歳の非喫煙者の重度歯周炎患者さん、ほぼ同じ年の喫煙歴30年の重度歯周炎患者さんの口の中を比較してみましょう（図8～10）。Harber[9]は、喫煙者の持つ歯周炎の特徴を表1-a、bのようにまとめています。図10の喫煙歴30年の患者さんには、高度の歯肉退縮と歯肉辺縁部の肥厚した歯肉を見ることができます。また、炎症も強くないことがわかります。これらのことから、「喫煙者の歯周病は炎症による発赤などの本当の病態が隠されている」という結論が得られます。

2　たばこが歯周組織・歯周病に影響を与えるメカニズム

それでは喫煙は、いったい私たちの口の中にどのような変化を引き起こしているのでしょうか？　そしてそれがなぜ歯周病と関係してくるのでしょうか？

歯周病の進行には、病原（微生物）因子、環境因子、宿主因子がリスクファクターとして関与しています（図11）[10]。特に環境因子は、歯周病の発生に大きく関って

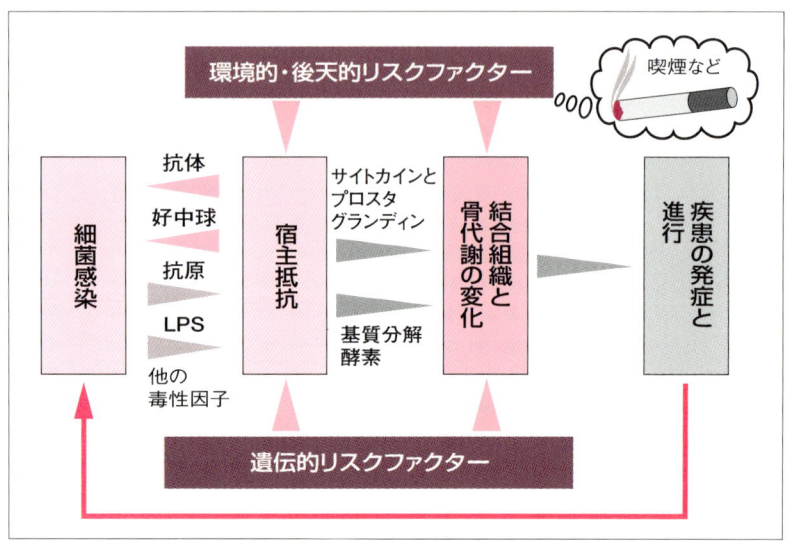

図12 歯周病の発症機構。歯周病の発症には、環境因子が大きく関与する（参考文献11を一部改変）。

喫煙と歯周病原性細菌感染の危険率

表2-a 喫煙者での歯周病原性細菌感染の危険性（参考文献13より引用）

非喫煙者と比較した感染の危険性（オッズ比）	
Actinobacillus actinomycetemcomitans	3.1倍
Bacteroides forsythus	2.3倍

表2-b 喫煙本数と感染の危険性の増加との関係（参考文献14より引用）

喫煙本数	Bacteroides forsythusに感染する危険性の増加率
1日21本以上	64%
11本以上20本以下	59%
10本以下	43%

いることから（図12）、環境因子の1つである喫煙は歯周病の大きなリスクファクターであると考えられます[11]。

通常吸い込まれたたばこの煙は、歯や口腔内の粘膜、そして歯肉に触れながら、気管、肺へと吸い込まれて行きます。よって口腔内のさまざまな組織は、できたてのたばこの煙が初めて触れる部分であると考えても良いでしょう。この煙がさまざまな悪影響を歯周組織に及ぼしていることが考えられます。

1）細菌学的な見地からみた原因

私たちは通常歯周病の悪化というと、プラークコントロールの不良が原因であると考えます。では、喫煙者のプラークの付着量が多いのかというと、先ほど解説したように喫煙者と非喫煙者での付着量にはごくわずかな差しかなく、炎症も強度にはならないことが示されています[4]。しかしプラークの付着量を最小限にコントロールしても、歯槽骨吸収は喫煙者で増加しているのです。一方、矛盾を感じますが、喫煙者でより多くの歯石沈着があるという研究結果もあり[1, 2, 6]、この歯石は炎症刺激を引き起こすとともに、より為害性のある微生物が住みやすい環境を作り出すことに一役買っているのかもしれません。

また、喫煙者の歯周ポケットの環境は、より嫌気的であることも示されています。この嫌気的環境は、歯肉縁下プラーク中でのグラム陰性嫌気性菌の発育を促進させるのに好都合であると考えられます。歯周病原性細菌のほとんどは、グラム陰性嫌気性菌です。グラム染色法や顕微鏡を用いた研究[12]、Actinobacillus actinomycetemcomitans, Porphyromonas gingivalis, Prevotella intermediaの3つの歯周病原性細菌の深いポケットでの細菌種の検索では[13]、喫煙者と非喫煙者間の歯肉縁下プラーク細菌叢の構成細菌の分布に違いを見つけることができませんでした。しかし、Zambonら[14]の報告では、Porphyromonas gingivalis, Actinobacillus actinomycetemcomitans, Bacteroides forsythusが喫煙者で高い頻度で検出されたと述べています（表2-a）。さらに喫煙本数によって、細菌の感染率が増加することも示されました（表2-b）。

2）免疫学・生理学的見地からみた原因

さて、喫煙がプラーク中の細菌叢に影響をおよぼす証拠を解説しましたが、現在の研究の多くは、喫煙がこれらの細菌叢の変化を直接もたらすということよりも、歯周組織の細菌などの微生物に対する防御力、すなわち生体防御反応（免疫力）の不調和を引き起こすという仮説を立て、それを検証しています。

すなわち、喫煙によって、次に述べる2つの宿主応答の変化が起こり、歯周組織の破壊が進行すると考えられています。
①喫煙で微生物の感染に対する宿主の生体防御反応の正常な機能が低下する（直接作用）。
②喫煙が、健康組織を破壊する方向に働く宿主反応を過剰に刺激する（間接作用）。

現在までに多くの研究が、これらの仮説を裏付ける証拠を提示しています。たとえば喫煙者では口腔内で微生物を無力化するために必要な唾液中の抗体であるIgA量が減少し[15]、さらに、さまざまな病原菌の感染との戦いに必要なヘルパーT細胞の数も減少している[16,17]という事実があります。

また現在までに喫煙により受ける影響がもっとも広範囲に研究されているのは、白血球の一種の好中球（多型核白血球）だと思われます。たとえば喫煙者に多く見られる肺気腫や心疾患が発症する際に、好中球が組織破壊を引き起こしているものとして、そのメカニズムがよく研究されています。そしてこれは、歯周組織の破壊でも同じであると考えられています[18]。

正常な状態では、好中球は、歯周組織内に侵入してきた細菌などの外敵に応答して、毛細血管から歯周組織内に移動します（遊走）。好中球は細菌に遭遇すると、細菌を細胞膜表面に付着させた後に空砲内に飲み込み（貪食）、活性酸素や、脱顆粒による種々の酵素などの物質により細菌を殺して消化します（殺菌）。この過程で細菌などの病原微生物の組織内への侵入が阻止され、感染が起こらなくなるのです。しかしその反面、その時に使われる酵素などが細菌との戦いの最中に、戦場となった自分の組織も破壊し、歯肉を腫らしたり、毛細血管を拡張させたり、歯槽骨を溶かしたりする物質を放出したりします。これに関連して起こるさまざまな現象が、「炎症」と呼ばれます。つまり炎症は、外敵に対抗する生体防御のた

表3 喫煙による好中球の機能異常（参考文献18より引用）

| ①走化性（遊走能）の亢進 |
| ②貪食能の低下 |
| ③活性酸素産生能の不調和 |
| ④酵素活性の亢進 |

めに起こる正常な反応でありながら、結果として自分の体を傷つけてしまう現象なのです。

ところが、高いレベルのたばこの煙にさらされる喫煙者の歯周組織では、この好中球のふるまいが少しばかり違ってきてしまいます（表3）。まず喫煙により、感染の起きているところに集まって来る好中球の数の増加、すなわち走化能の亢進が起き、必要以上の好中球が集まることになります[19]。また、細菌などを食べる能力、貪食能の低下が起こり[20,22]、さらに細菌を殺すために用いられる酵素[23]や活性酸素の産生が不調和となったりします[24]。

このような好中球による生体防御メカニズムの不調和は、組織破壊を導くことになります。おそらく喫煙者の歯周病が重度になりやすいのも、侵入しようとする歯周病原性細菌に対する好中球機能の不調和を起因とした組織破壊の結果であると考えられます。

では、好中球機能を傷害しているのは一体何者なのでしょうか？

これらの現象は、ニコチン、アクロレインそしてシアン化物のようなたばこ構成成分により引き起こされるものだと考えられます[24]。特にニコチンはたばこの煙の中の、2,000を越える潜在的な有毒物質の1つですが、ニコチンにさらされた線維芽細胞は、歯根面への付着能力が傷害され、形態も変化してしまいます[25]。すなわちこれは、正常な歯周組織の創傷治癒過程を傷害し、治療の後の組織の治りが喫煙者で低いことの理由になると思われます。さらに、喫煙者では、骨中の無機質量が少ないことが明らかにされていること[26]を考慮すると、喫煙者では歯槽骨の喪失量が大きく、さらに治療のあとの歯槽骨密度の回復を送らせる理由であるとも考えられます。

さらに、ニコチンによる歯肉の血管収縮作用も歯周組織に為害作用を及ぼすものとしてあげられています。こ

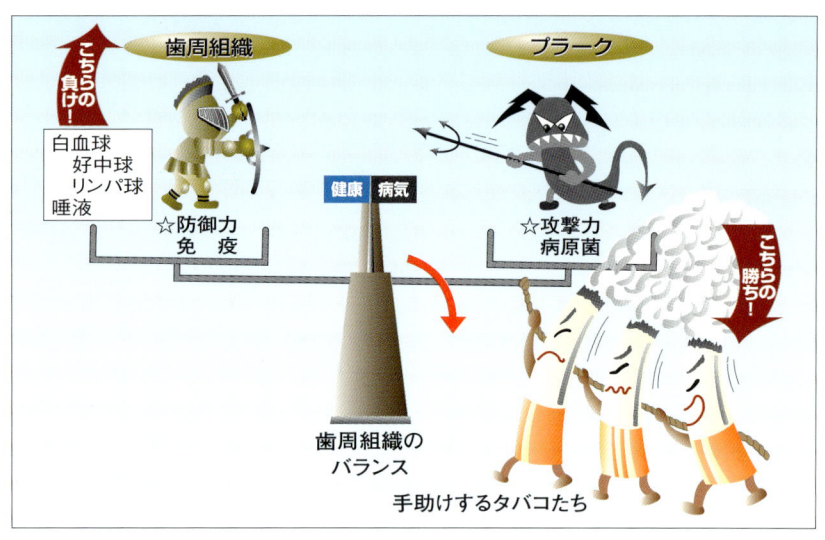

図13 たばこは、歯周組織で保たれている攻撃力と防御力のバランスを崩してしまう。

喫煙と歯周疾患のかかわり

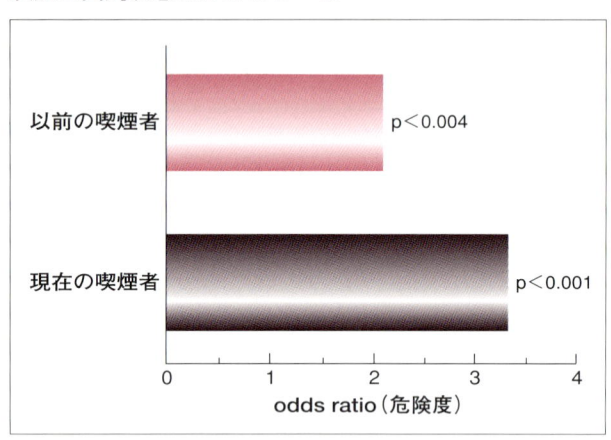

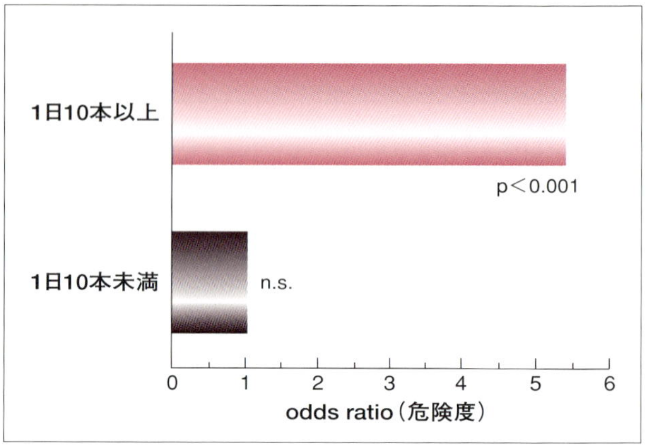

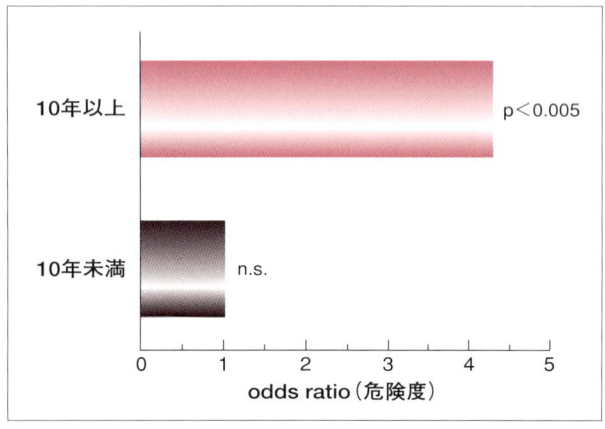

図14a〜c 喫煙状況と歯周病との関係(参考文献29より引用)。一般開業医からの患者(歯周組織は健康)および歯周専門医からの患者(中等度から重度の歯周疾患)、それぞれ209名と196名に関して調査した。すなわち歯周疾患をもたない患者(odds ratioは0)と中等度から進行した歯周疾患をもつ患者のodds ratioとを比較している。
図14-aは現在喫煙している者と以前の喫煙者の両者で、歯周疾患が中等度から重度になる危険性があることが示されている。
図14-bでは、1日に10本以上の喫煙者において、中等度から重度の歯周疾患になる危険性があることが統計的有意に示された。
図14-cでは、10年以上喫煙していた喫煙者は、中等度から重度な歯周疾患になる危険性があることが統計的有意に示された。

図14-a	図14-b
図14-c	

れについては早くも1947年に、Pindborg[1]が喫煙者でANUGが高い頻度でみられるのは、喫煙者の高レベルの精神的ストレスと、喫煙による血流減少との局所的影響のコンビネーションによるものであると考察しています。

現在までにこのニコチンによる血管収縮作用と歯周病の憎悪との関連は明確にされていませんが、炎症時の血管の拡張作用を妨げ、正常な炎症反応を抑制するものと考えれば、感染防御能力が阻害されていると考えることが

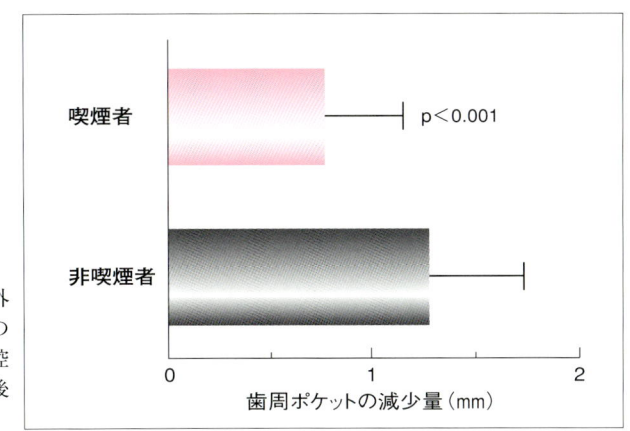

図15　喫煙者に対する歯周治療の効果（参考文献31より引用）。外科処置12ヵ月後のポケット減少量の平均。24名の喫煙者、30名の非喫煙者における外科処置後の治癒に関する研究。家庭での口腔清掃状況は全員良好であった（プラーク指数＜0.5）が、外科処置後のポケットの減少量は、喫煙者で有意に低かった。

できます。

　喫煙の歯周組織に与える影響の解明は現在も多角的に続けられており、結論がでるのはもう少し先と思われますが、私たちの体を守る生体防御反応（免疫）の働きを不調和にして、歯周病を増悪させることは間違いありません（図13）。

3　喫煙者に対する歯周治療戦略

　さて、喫煙と歯周疾患との間に強い因果関係があることが明らかになってきたことを受けて、現在では喫煙者に対する歯周治療の強化の必要性が強調されるようになりました。実際にこれを裏付ける研究として、喫煙者のCPITN（歯周治療必要度指数）の値が高いことを示した研究結果[27]や、アメリカや他の国々で、全人口での喫煙者が占める値よりも、歯周治療を受けている患者の中の喫煙者が占める率の方が高いという研究結果も示されています[5,28]。さらに歯周治療の現場では、すでに禁煙した人や非喫煙者と比較した時、喫煙者が中等度から重度の歯周疾患や、急速進行性歯周炎などに高い頻度で罹患している傾向にありました[29]（図14-a）。これらの歯周病の進行状態は、患者の1日の喫煙本数や喫煙年数と関連することも明らかとなっています[29]（図14-b、c）。

　これらのことを考えると、喫煙者に対して歯周治療を行う際には、次の2つの戦略と効果が考えられます。

（1）禁煙の指導

　禁煙により歯周組織に加わっていたさまざまな悪影響がなくなり、歯周組織は治療に対する正常な反応を取り戻すことができるようになります。

（2）喫煙者に合った治療法への変更

　これでは根本的な解決が得られないことは明らかですが、すぐに禁煙に踏み切ることができなかったり、禁煙をしても、すぐに喫煙者へと後戻りしてしまう人などに対して行われるものと考えてよいでしょう。具体的には、歯周外科などの観血的な処置を減らし、スケーリング・ルートプレーニングなどの繰り返しを中心とした非外科的な治療法へと治療計画を変更することが考えられます[18,30]。この理由として、先述のとおり喫煙者では歯周治療後、良好な治癒反応を示さないことがあげられます[25]。Preber[31]やその他の研究者の報告は、喫煙者の歯周外科手術後の治癒反応が非喫煙者と比較して良くないことを述べています。たとえば、歯周外科手術後の歯周ポケットの減少率が、喫煙者で少ない傾向にあるのです（図15）。またスケーリングとキュレッタージ後の比較では、喫煙者と非喫煙者の治癒反応は臼歯部では同様の傾向でしたが、前歯部では喫煙者で悪い傾向を示しています[32]。Swangoら[33]は、後天性免疫不全症候群（AIDS）の原因となるHIVウイルスの感染者で喫煙者の場合、「ANUG様」の病変が前歯部に現れやすいことを報告しました。喫煙者のANUGが前歯部に生じるケースが多くなる理由として、前歯部周囲の歯周組織が高密度の煙にさらされやすく、局所的に影響しやすいことが考えられ

ます。これはすなわち、喫煙者では外科的な処置を行ったとしても前歯部では治療効果は得られにくいことを推測させるものです。さらに、メインテナンスに移行しても、喫煙者で再発の可能性が高いことも報告されており[34]、メインテナンス期間中の喫煙の歯周組織に与える悪影響も明らかです。

これらの事実をもとにして、現在では喫煙者の歯周疾患そして治療法という、新しいカテゴリーが考えられようとしています。

参考文献

1. Pindborg JJ. Tobacco and gingivitis. I. Statistical examination of the significance of tobacco in the development of ulceromembranous gingivitis and in the formation of calculus. J Dent Res 1947；26；261-264.
2. Pindborg JJ. Tobacco and gingivitis. II. Correlation between consumption of tobacco, ulcero-membranous gingivitis and calculus. J Dent Res 1949；28；460-463.
3. Bergström J, Eliasson S. Noxious effect of cigarette smoking on periodontal health. J Periodontal Res 1987；22；513-517.
4. Bergström J, Eliasson S. Cigarette smoking and alveolar bone height in subjects with high standard of oral hygiene. J Clin Periodontol 1987；14；466-469.
5. Bergström J. Cigarette smoking as risk factor in chronic periodontal disease. Comm Dent Oral Epidemiol 1989；17；245-247.
6. Feldman RS, Bravacos JS, Rose CL. Associations between smoking, different tobacco products and periodontal disease indexes. J Periodontol 1983；54；481-488.
7. MacFarlane GD, Herzberg MC, Wolff LF, Hardie NA. Refractory periodontitis associated with abnormal polymorphonuclear leukocyte phagocytosis and cigarette smoking. J Periodontol 1992；63；908-913.
8. Bergström J, Blomhof L. Tobacco smoking is a major risk factor associated with Refractory Periodontal Disease. J Dent Res 1992；71 (Special Issue) Abstr；#1530.
9. Haber J. Smoking is a major risk factor for periodontitis. Curr Opin Periodontol 1994；12-18.
10. Wolff L, Dahlen G, Aeppli D. Bacteria as risk markers for periodontitis. J Periodontol 1994；65；498-510.
11. Page RC. The pathobiology of periodontal diseases may affect systemic diseases：inversion of a paradigm. Ann Periodontol 1998；3(1)；108-120.
12. Kenney EB, Saxe SR, Bowles RD. The effect of cigarette smoking on anaerobiosis in the oral cavity. J Periodontol 1975；46；82.
13. Preber H, Bergström J, Linder LE. Occurrence of periopathogens in smoker and non-smoker patients. J Clin Periodontol 1992；19；667-671.
14. Zambon JJ, Grossi SG, Machtei EE, Ho AW, Dunford R, Genco RJ. Cigarette smoking increases the risk for subgingival infection with periodontal pathogens. J Periodontol 1996；67；1050-1054.
15. Bennet KR, Read PC. Salivary immunoglobulin A levels in normal subjects, tobacco smokers, and patients with minor aphthous ulceration. Oral Surg Oral Med Oral Pathol 1982；53；461-465.
16. Costabel U, Bross KJ, Reuter C, Ruhle KH, Mattyhs H. Alterations in immunoregulatory T-cell subsets in cigarette smokers：A phenotypic analysis of bronchoalveolar and blood lymphocytes. Chest 1986；90；39-44.
17. Ginns LC, Goldenheim PD, Miller LG, et al. T-lymphocyte subsets in smoking and lung cancer. Am Rev Res Dis 1982；126；265-269.
18. Ryder MI, 沼部幸博. 歯周疾患と喫煙. The Quintessence 1994；13：87-100.
19. Ryder MI, Wu TC, Kallaos SS, Hyun W. Alterations of neutrophil f-actin kinetics by tobacco smoke：implications for periodontal diseases. J Periodontal Res. 2002；37(4)：286-292.
20. Kenney EG, Kraal JH, Saxe SR, et al. The effect of cigarette smoke on human oral polymorphonuclear leukocytes. J Periodontal Res 1977；12；227-234.
21. Kraal JH, Chancellor MB, Bridges RB, et al. Variations in the gingival polymorphonuclear leukocyte migration rate induced by tobacco smoke. J Periodontal Res 1977；12：242-249.
22. Lannan S, McLean A, Drost E, Gillooly M, Donaldson K, Lamb D, MacNee W. Changes in neutrophil morphology and morphometry following exposure to cigarette smoke. Int J Exp Path 1992；73；183-191.
23. Persson L, Bergström J, Ito H, Gustafsson A. Tobacco smoking and neutrophil activity in patients with periodontal disease. J Periodontol 2001；72(1)：90-95.
24. Ryder MI, Fujitaki R, Johnson G, Hyun W. Alterations of neutrophil oxidative burst by in vitro smoke exposure：implications for oral and systemic diseases. Ann Periodontol 1998；3(1)：76-87.
25. Raulin L, McPherson J, McQuade M, Hanson B. The effect of nicotine on the attachment of human fibroblasts to glass and human root surfaces in vitro. J Periodontol 1989；59；318-325.
26. Rundgren A, Mellstrom D. The effect of tobacco smoke on the bone mineral content of the aging skeleton. Mech Aging Dev 1984；28；273-277.
27. Goultschin J, Sgan Cohen HD, Donchin M, Brayer L, Soskolne WA. Association of smoking with periodontal needs. J Periodontol 1990；61；364-367.
28. Preber H, Bergström J. Cigarette smoking in patients referred for periodontal treatment. Scand J Dent Res 1986；94；102-108.
29. Haber J, Kent RL. Cigarette smoking in periodontal practice. J Periodontol 1992；63；100-106.
30. Telivuo M, Murtomaa H, Lahtinen A. Observations and concepts of the oral health consequences of tobacco use of Finnish periodontists and dentists. J Clin Periodontol 1992；19；15-18.
31. Preber H, Bergström J. Effect of cigarette smoking on periodontal healing following surgical therapy. J Clin Periodontl 1990；17；324-328.
32. Preber H, Bergström J. The effect of nonsurgical treatment on periodontal pockets in smokers and non-smokers. J Clin Periodontol 1986；13；319-323.
33. Swango PA, Kleinman DV, Konzelman JL. Hiv and periodontal health：a study of military personnel with HIV. J Am Dent Assoc 1991；122；49-54.
34. Kaldahl WB, Johnson GK, Patil KD, Kalkwarf KL. Levels of cigarette consumption and response to periodontal therapy. J Periodontol 1996；67(7)：675-681.

3章 たばこによって引き起こされる口腔内疾患

市来英雄／市来歯科
尾崎哲則／日本大学教授歯学部医療人間科学教室

第2章では、たばこと歯周病の関係について解説を行いました。しかし、第1章でも述べたように、歯周病以外にも喫煙に関連した口腔組織への悪影響は、前癌病変から口臭、歯肉の炎症、沈着物による歯の変色までさまざまです。

第3章では、喫煙による口腔内に認められる問題について紹介しながら、簡単に説明を加えたいと思います。

1 白色浮腫（Leukoedema）

頬部の粘膜によく見られる、びらん性のベール状の白い粘膜の変化です。初期の状態では、粘膜を伸展する（引っ張る）と粘膜の変化は容易に消失します。病状が進行すると伸展しても消失しなくなります。

2 ニコチン性口内炎（口蓋角化症、喫煙者口蓋、Smokers' keratosis）

特に、パイプ、紙巻たばこ、葉巻などのヘビースモーカーの口腔に発症します。

上顎の天井の部分（口蓋）に、初期の症状では発赤として見られますが、すぐに灰白色を呈するようになります。その後、数多くの白い皺状の粘膜部分がいくぶん盛り上がり、肥厚化して、中心部が口蓋小唾液腺の開口部に発赤を伴った、ちょうど丸石を敷き詰めた道路のように見えてきます（図1）。慢性口蓋唾液腺炎は白板症に関連していると考えられています。

喫煙をやめると、数週間のうちにそれらは消失します。それ自体は、悪性へ移行する可能性がそれほど高いものではないのですが、重症例では口腔癌に発展する場合があります。

3 白板症（たばこ白斑、Leukoplakia）

喫煙者に現れる口腔粘膜の代表的な疾患です。

白板症（たばこ白斑、Leukoplakia）は、成人の口腔内でもっとも頻繁に起こる粘膜性病変であり、前癌症状（いずれ癌に進行しうる症状）ともいわれています。

喫煙は、ただ1つのもっとも一般的な白板症の原因とされています。約80％の白板症が良性で、15％が前癌性、そして5％が悪性です。ある研究統計によると、257名の白板症患者フォローアップでは、7年間で17％が癌化したといいます（図2）。

軽度（初期）の白斑は、喫煙を中止すると数週間から数ヵ月で消失します。

ニコチン性口内炎

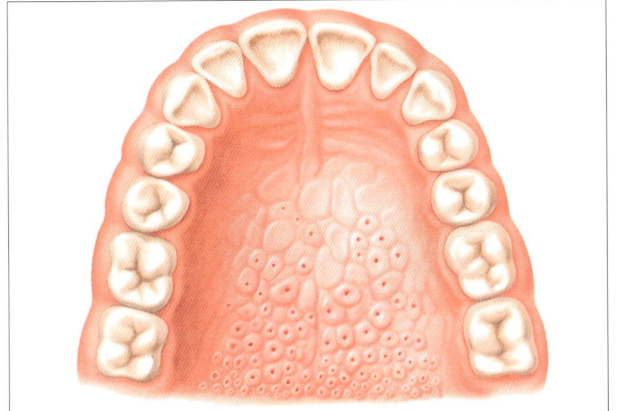

図1 重度の喫煙者の口腔に発現する喫煙者口蓋（Christen AG. Tobacco and your oral health. Illinois：Quintessence Publishing, 1997より転載）。

白板症

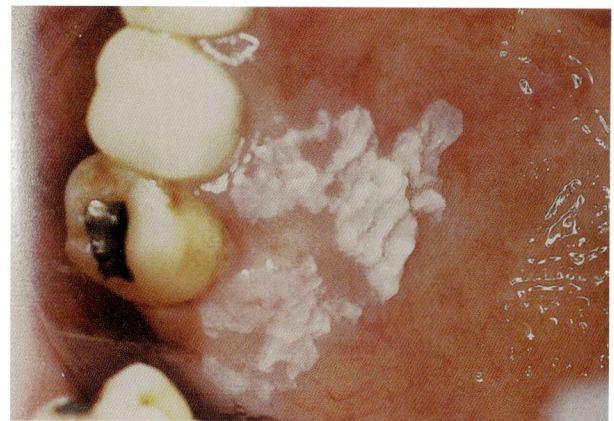

図2　白板症患者（38歳、女性）の口腔内（写真提供：鹿児島大学口腔外科のご厚意による）。

4　口腔癌

　口腔癌は、喫煙者の口に現れる口腔内疾患として、昔から認知されていました。

　喫煙により発生した口腔癌・咽頭癌による死亡者は3.00倍、肺癌死亡者は4.45倍近くの発生率があげられています[1]。すべての癌死亡者中、もっとも多いのは喉頭癌で32.50倍、次いで肺癌、3番目にこの口腔癌です。

　アメリカでの報告では、約3万ケースの新たな癌患者のうち男性4％、女性2％が口腔癌でした。そして、毎年約3万人が口腔癌と診断されて治療を受けているといいます。これらの患者のほとんど（約90％）が実際に何らかの形でたばこを愛用していたといいます。

　口腔癌の発生の部位では、舌がもっとも多く62.9％、次いで口腔底11.9％、下顎歯肉9.1％、頬粘膜7.9％の順です。その他、口腔の癌の種類には、発生の部位によって、上顎癌、下顎癌、口唇癌、口角癌などがあります（図3-a～c）。

　世界では、このところ各国で舌癌を始めとする口腔癌が増加しています。最近は、特に若い男性に増加しているといいます。1年間に口腔癌として新たに診断されるのは約378,500人で、年齢的には、特に35～64歳の口腔癌の発生率が高まっています。

　患者の生存率は50％と低いですが、早期発見により処置をした場合の生存率は80％以上になっています。早期発見のための技術も進歩を続けており、ペンシルバニア大学歯学部の開発した「サイトブラシ法」はコンピュータ管理の無痛検査法で、現在もっとも新しい検査法であると言われています。

　アメリカの報告によると、喫煙を中止すると、比較的すみやかに相対危険度が低下し、約10年で非喫煙者相当のリスクまで低下するといいます。

5　急性壊死性潰瘍性歯肉炎（Trench Mouth）またはワンサン氏口内炎

　歯の周囲、歯と歯の間の歯肉に現れる、重症で再発性の痛みがある歯肉の感染症です。

　症状として、出血、歯肉の潰瘍、著明な唾液の排出、非常に不快な口臭を持つようになります。1日に10本以上の紙巻たばこを吸う人に発生する率が多いとされています。また、喫煙を続けていると再発を繰り返します。

　1983年の研究報告[2]では、100症例中98症例が喫煙患

口腔癌

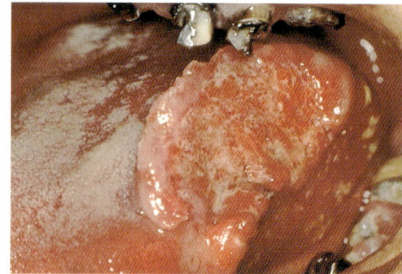

図3-a　舌癌患者（55歳、男性、1日60本喫煙）の口腔内。

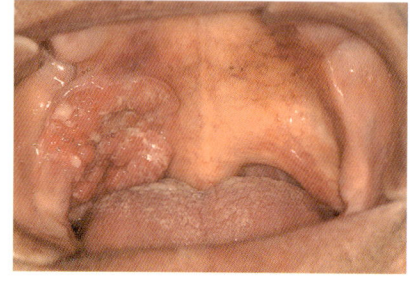

図3-b　口蓋癌患者（65歳、女性、1日20本喫煙）の口腔内。

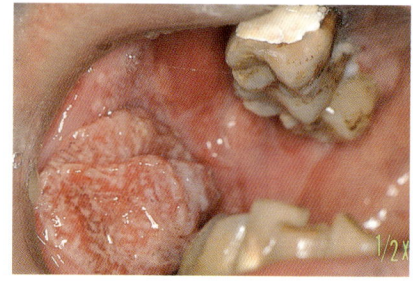

図3-c　頬粘膜癌患者（43歳、女性、1日20本喫煙）の口腔内。

毛様舌

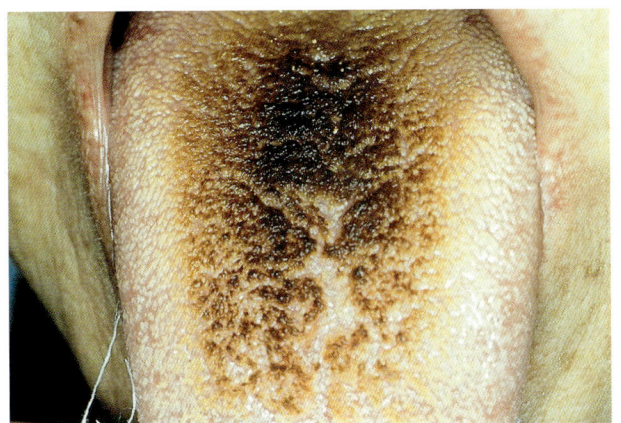

図4　毛様舌患者（50歳、男性、1日60本喫煙）の口腔内。

歯肉の変色、スモーカーズ・メラノーシス

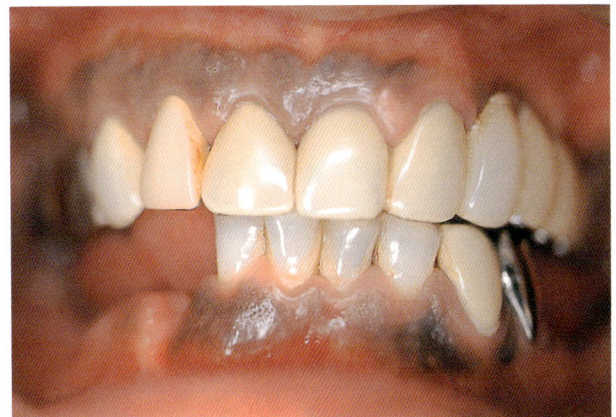

図5　歯肉の変色。スモーカーズ・メラノーシスの患者（45歳、男性、1日40本喫煙）の口腔内。

者であったといいます。

　対応策としては、まず禁煙することです。そして口腔の衛生状態も多いに影響していますから、十分な口腔内清掃ができるよう指導します。症状は次第に快方に向かいます。

6　難治性歯根膜炎

　MacFarlaneらは「回顧法による環境変数の研究の結果、90％（31症例中28症例）の難治性歯根膜炎の患者が喫煙者である」と述べています[3]。

7　毛様舌

　紙巻たばこのヘビースモーカーでは、舌表面の小さな突起物（舌乳頭）の過剰発育を見ることがあります。この黄白色あるいは茶色、または黒褐色の苔状のものは、毛髪様に見えます。実際、細菌と食片がこの中に潜り込み、舌表面が焼けるような痛みを起こします。

　極端な口臭もこの毛様舌に関係しています。治療には、喫煙を中止させるとともに、舌をブラッシングして清潔にすると早期に治っていきます（図4）。

8　歯肉の変色・褐色・黒色化 (Smokers' Melanosis)

　喫煙者の歯肉内に異常着色をもたらす症状で、スモーカーズ・メラノーシスと呼んでいます。

　喫煙は、皮膚や粘膜にタール分やメラニン色素を誘引し、それらを沈着しやすくします。また、喫煙により自分の体や歯肉を清潔で健康に保とうとする浄化機能が失われてくるため、色素が溜まりやすくなります（自浄機能の減退による歯肉への色素の沈着促進）。喫煙によるビタミンCの大量消費にも関係しています（図5）。

　大規模な研究はまだ十分にはありませんが、10年程度の長期間を要して正常な状態に回復した症例はあります。

9　創傷治癒の遅延

　ニコチンの血管収縮効果に起因すると思われる症状です。

　喫煙は、長い間、ドライ・ソケット（抜歯窩感染乾燥症）の発症要因とみなされてきました。特に、インプラント治療を行う場合に、喫煙による創傷治癒の遅延が問題視されています。

特に世界各国のインプラント学会では、喫煙者にはインプラント処置を行わないか、完全に禁煙してから処置をするようにと警告しています。

10　口臭

喫煙者の方からは、特有の口臭がします。この口臭については多くの見解があり、まだ原因とそのプロセスについての結論には至っていません。

たばこ煙は前述のようにタールやニコチンを含む微粒子で構成されており、この微粒子は、口腔内粘膜、歯の表面、とりわけ舌表面の細かい粘膜構造に吸着します。たばこ関連の口臭は、主流煙として肺の中に取り込まれ、蓄積されている物質の臭いが呼気と共に排泄されたものです。そのため、他の口臭の多くと異なり、口腔内にのみ原因があるものではなく、多くの場合、肺などの気道に起因しています。喫煙直後はかなりの大量の物質が排泄されるために、特に臭います。これらの代表であるタールは、こげ臭い特有の臭いを持っています。

また、喫煙直後の呼気からは20ppm以上の一酸化炭素が検出されます（事務室などの環境基準では10ppm以下）。当然、他の気化した物質も排泄し続けられます。

さらに、たばこに含まれるニコチンの作用により、口腔内の血液循環を阻害し、唾液分泌を抑制します。そのため、たばこを吸うと、このような唾液分泌の低下とともに発生する口臭と、これらたばこのタール成分を主体とした口腔内に付着した臭い成分が交じり合い、悪臭を放つようになります。

したがって、喫煙による口臭は、口腔清掃では対応しきれません。

喫煙している人の場合、たばこそのものの「におい」の影響から、「におい」に鈍感な傾向にあり、口臭に配慮が足らない人が多くいます。さらに通常の口腔清掃不良時や歯周疾患の際のような「におい」はあまり感じられないため、「口が臭い」という感覚が低い傾向にあります。また、たばこ臭さを消そうと、ガムや仁丹などを嗜好している人も多くいます。そのため、複雑な口臭になっていることもあります。

11　味覚障害

たばこそのものからフィルターを通して多くの化学物質が流出し、口腔粘膜同様、舌も影響を受けます。特に、味覚を感じる味蕾細胞も化学物質からは多くの影響を受けます。さらに、主流煙そのものがある程度高い温度で口腔内に入るために、反復的に温熱刺激も受けます。これらのことがあいまって、他の粘膜同様に過角化が亢進し、喫煙者の味蕾の機能が低下していく傾向にあります。

喫煙者は非喫煙者に比べて、一般的に味覚が低下しているようです。年齢とともに味覚の閾値は上がっていきますが、喫煙者の場合は、喫煙によって4つの味覚（甘味・苦味・塩辛い・酸味）のうち苦味が、最初に低下するといわれています。

しかし、禁煙していくと、味覚も徐々に正常に戻ってきます。

参考文献

1. Hirayama T. A large scale cohort study on the effect of life styles on the risk of cancer by each site. Gan No Rinsho 1990；Spec No：233-242.
2. Haber J, Wattles J, Crowley M, Mandell R, Joshipura K, Kent RL. Evidence for cigarette smoking as a major risk factor for periodontitis. J Periodontol 1993；64：16-23.
3. MacFarlane GD, Herzberg MC, Wolff LF, Hardie NA. Refractory periodontitis associated with abnormal polymorphonuclear leukocyte phagocytosis and cigarette smoking. J Periodontol 1992；63：908-913.

COLUMN

軽いたばこの真実～「軽い」たばこに注意！～

　たばこの銘柄別売上ベストテンには、「ライト（軽い）」、「マイルド（さわやか）」といった名前が付された銘柄が多く入っています。そしてこれらの宣伝やパッケージには、「低タール・低ニコチン」と記載されています。はたして健康への影響も「軽い」のでしょうか？

　この「ライト」で「マイルド」というのは、タールやニコチンの含有量のことを示唆しています。すなわち、たばこの箱の側面に必ず記載されている「タール○mg、ニコチン○mg」という表示が、他の銘柄と比較して「ライトである」「マイルドである」ということなのです。

　明確に数値で記載された、これらニコチンやタールの含有量は、一定の測定方法に基づいています。ここでその測定方法を検討してみましょう。

　たばこの箱に記載されている表示値は、日本たばこ産業（JT）が独自に作成した人工喫煙装置にフィルター部を数mmくわえさせ、一定条件で（1分周期で2秒間に35mlの煙を機械で吸い込む。両切りたばこの場合はたばこの残りの長さが23mmになるまで、フィルター付たばこの場合は8mmになるまで行う）たばこを吸わせたときに採取される煙中の含有量です。各銘柄のたばこはこのように測定され、それぞれの含有量を記載しているのです。

　さて、ここでクリティカルな視点でこの実験を考えてみましょう。ポイントになるのはたばこの構造です。フィルター付きたばこの場合、そのほとんどにフィルター部に空気穴が開けられています。吸引時にこの空気穴から外気が導入され、たばこの煙が薄まり、ニコチンやタールの摂取量を調整するようにできています。

　では、実際の喫煙者の口元を見てみましょう。喫煙者の多くは、たばこをはさむ指でその空気穴の2分の1はふさいでいることでしょう。また、人によっては深くフィルターをくわえ、空気穴が口唇でふさがれている人もいるでしょう。すなわち、実際には外気によってニコチンなどが薄められるという理論が機能しなくなっていることが多くあるのです。

　実際、人工吸引器で採取したニコチンの量と、実際の吸引を模して採取した同一のたばこのニコチン含有量には、大きな差がありました（表1）。すなわち、箱に表示されている量（収量）と、1本に含まれている実際量（含量）にはやはり大きな差があるのです。

　表1の調査を行った北里大学薬学部の福本眞理子氏は、①ニコチン0.1mgをうたう超低ニコチンたばこでも、必ずしもたばこそのもののニコチン量が少ないわけではない、②「ライト（軽い）」、「マイルド（さわやか）」という安心感から、深く肺の奥のほうへ吸ってしまうおそれがある（喫煙者はそれまで吸ってきたたばこによって体得されたニコチン必要量を充たすために、別の銘柄のたばこに変えても喫煙の強さや吸煙の深さを調節する）、との考察を述べています。

＊＊＊＊

　また2002年、厚生労働省では、カナダの研究機関に、

表1　たばこ1本に含まれるニコチンの実際量と表示値

	実際量（mg）	表示値（mg）	（厚労省の公開値）
ピース	23.9	2.4	
ハイライト	14.5	1.4	
キャスター・マイルド	12.9	0.4	
ネクスト	12.7	0.1	
マイルドセブン	12.5	0.9	1.97
パーラメント	12.5	0.8	
セブンスター	12.4	1.3	2.66
マイルドセブン・スーパーライト	11.7	0.5	1.10
ラークマイルド	11.5	0.7	
ケント1	11.2	0.1	
フィリップモリス	9.5	0.1	
フロンティア・ライト	6.9	0.1	0.48

売れ行きの良い日本のたばこ7銘柄の分析を依頼しました。そして同年5月にカナダの保健省およびマサチューセッツ州などの検査方法で行われた結果を全面公開しました。そこには、JTが表示している数値の数倍が検出されたものもありました。たとえば、「マイルドセブン」や「セブンスター」は2倍以上を超えるニコチンとタール量、「フロンティア・ライト」のタールは表示の6.7倍、ニコチンは約5倍という驚くべき数値だったのです。厚生労働省は「日本の表示値は、現実離れしている」と見解を示しました。

　「グローバル・スタンダード（国際基準）」は、もう一般にも流通する用語になっています。"Tobacco Kills-Don't be Duped"「たばこは人を殺す。だまされるな。」これは、WHO主催の、2000年の世界禁煙デーのスローガンです。この中には、「マイルド」や「ライト」といった銘柄に代表される「軽いたばこ」のうそ、偽りに「だまされるな！」ということも含まれていました。

　軽いと称されるたばこが好調な売れ行きを示している今、以下のような疑問や人体への悪影響が懸念されます。

①ニコチンやタール以外の発癌物質・有害物質の量は、軽いたばこでも変わらない

②軽いたばこには、ニコチンの吸収率をよくし、早く依存症にするためのアンモニアのようなものがさらに添加されているのではなかろうか

③軽いたばこに変えると喫煙本数が増加する

④深くまで吸い込むため、肺の深部に有害物質を運んでしまう（最近、喫煙者ではほとんど見られなかった肺の深部で腺がんが発生している）

　「軽いたばこを吸っているから安心」と言っている患者さんがいらっしゃったら、「科学的に見て、軽いたばこは危険なんですよ」と教えてあげましょう。

（市来英雄）

歯科衛生士のための ステップアップ！歯周治療
―初診からメインテナンスまで―

大住祐子 著

本書は歯周治療における歯科衛生士業務を診療の流れに沿ってまとめた実践書である。
　歯科衛生士が担当する歯周治療は、ともすれば、スケーリングやルートプレーニングなどの技術論のみが強調されがちだが、実際に治療を効率的に進め、その効果を確実に出し、維持していくためには、
1. 患者さんへの説明、コミュニケーション、モチベーション、患者指導などのソフト面での力
2. プロービングやスケーリング、ルートプレーニングなどの技術者としてのハード面の力
3. 歯周疾患や治療、治療計画、メインテナンスなどに対する知識、理解
4. 歯科医師との連携プレー

など、一医院スタッフとして、一歯科衛生士としての総合的な力が必要となる。本書はこのような観点からまとめられており、臨床の流れの中で歯科衛生士が基本知識を応用して着眼、もしくは判断しなくてはならない事柄がふんだんに盛り込まれているのが最大の特徴である。歯周治療のレベルをもうワンランクあげようとする人に最適の一冊。もちろん、初心者にとっても臨床にすぐに活かせるテキストでもある。

CONTENTS

第1章　歯周治療を始める前に	第5章　スケーリング・ルートプレーニングを困難にする要因と限界
第2章　診査	
第3章　モチベーション	第6章　再評価で何を見るか
第4章　スケーリング・ルートプレーニング	第7章　メインテナンス
	付録　　歯周疾患は"細菌バイオフィルム感染症"

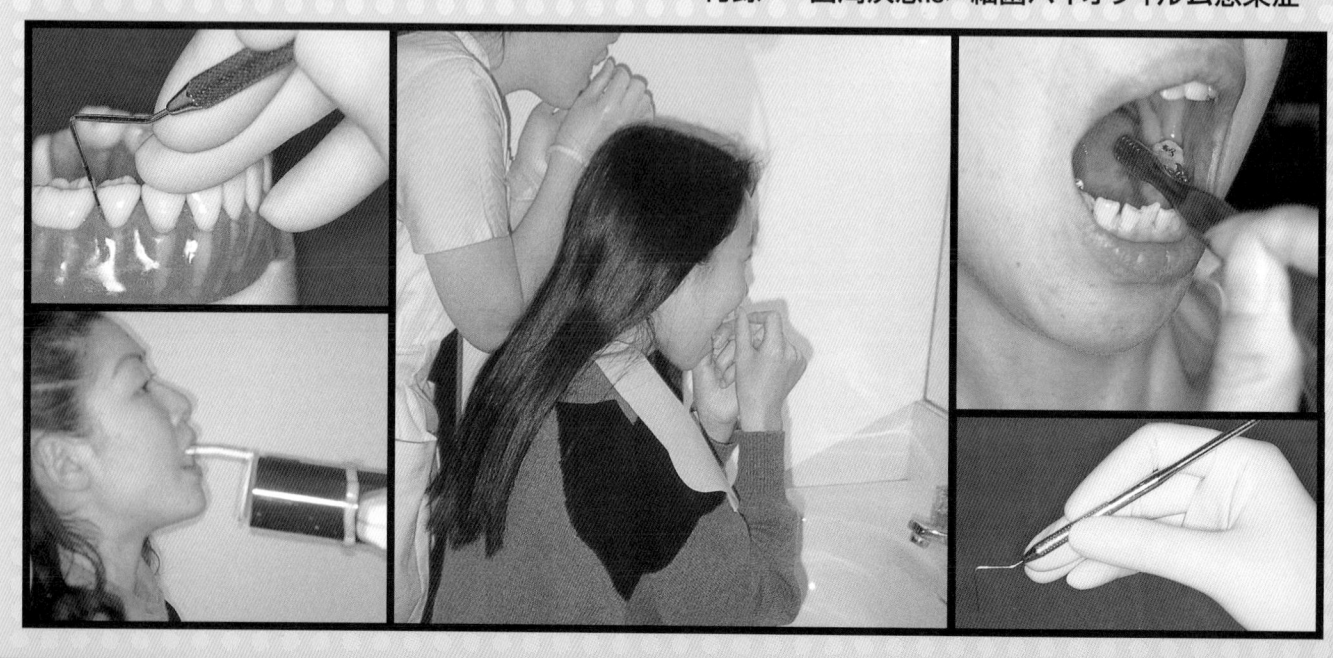

●サイズ：A4判変型　●212ページ　●定価本体：13,000円（税別）
本広告内の表示価格は消費税抜きです。ご購入時には別途消費税が加算されます。

クインテッセンス出版株式会社

〒113-0033　東京都文京区本郷3丁目2番6号　クイントハウスビル
TEL. 03-5842-2272（営業）　FAX. 03-5800-7592　http://www.quint-j.co.jp　e-mail mb@quint-j.co.jp

第3部

実践！歯科からの禁煙支援

1章 禁煙支援方法

高橋裕子／奈良女子大学教授・京都大学予防医療クリニック

実際に禁煙支援を行う際に、喫煙の有害性を話すだけでは、禁煙行動は起こりにくいといえます。禁煙の効果などの情報提供や、職場の禁煙化など、喫煙しにくい環境の整備などによる動機付けの強化と共に、有効性が高く実行可能と喫煙者が感じる方法の提示が必要となります。本章では、歯科医院にて実施が容易な禁煙支援方法を紹介したいと思います。

1 禁煙の開始への支援 ―ニコチン代替療法剤の使用

禁煙開始に有効性が高く、容易に利用できる方法として、ニコチン代替療法があります。

ニコチン代替療法剤にはニコチンそのものが含まれ、皮膚や口腔粘膜の接触面から徐々に体内に吸収されて、禁煙に際して起こる離脱症状を軽減し、禁煙を補助する仕組みになっています。タバコには200種類の有害物質が含まれていますが、ニコチン代替療法剤にはニコチン以外は含まれず、吸収されるニコチンの量も喫煙者が喫煙によって吸収するニコチンより通常少量であり、安全に使用することができます。

現在日本国内では、ニコチン代替療法剤としてはニコチンガム（ニコレット）とニコチンパッチ（ニコチネルTTS）（図1）の2種類の剤形があります。医師、歯科医師の処方箋が必要となるニコチンパッチに比べ、薬局で購入することができるニコチンガムが手軽さで勝りますが、ニコチンパッチと比べて薬効は弱いものとなります。それゆえ、ニコチンガムで禁煙できなかった場合でも、ニコチンパッチの使用に切り替えて成功する可能性があります。

喫煙とニコチン代替療法剤の併用は、一時的に喫煙本数を減少させるものの、ニコチンの過剰摂取につながることもあり危険な上、喫煙でニコチンが効率よく吸収されるためにニコチン代替療法剤の効果が減弱するため、ニコチン代替療法剤の使用後は喫煙してはいけません。ニコチン代替療法剤使用中に生じる喫煙要求には、後述する行動療法で対処しますが、使用量を増量して対処する場合もあります（ニコチン過量症状に注意する）。

処方ならびに使用においては、妊娠中の使用は認められていないことや、心筋梗塞や脳梗塞のようにニコチンの影響で悪化する懸念がある疾患に罹患した後は、注意が必要となります。

1）ニコチンパッチの使用上の注意

使用方法が簡単で有効性の高いニコチンパッチは、現在では禁煙開始に頻用されています。ニコチンを血中に吸収することによりニコチン渇望を軽減しますが、ニコチンパッチに対して依存が生じることはありません。日本国内で発売されているニコチンパッチには、ニコチネルTTS30、20、10の3種類あり、それぞれ52.5mg、35mg、17.5mgのニコチンを含有しています。使用開始後の喫煙要求の程度によって減量していくことになりま

ニコチン代替療法

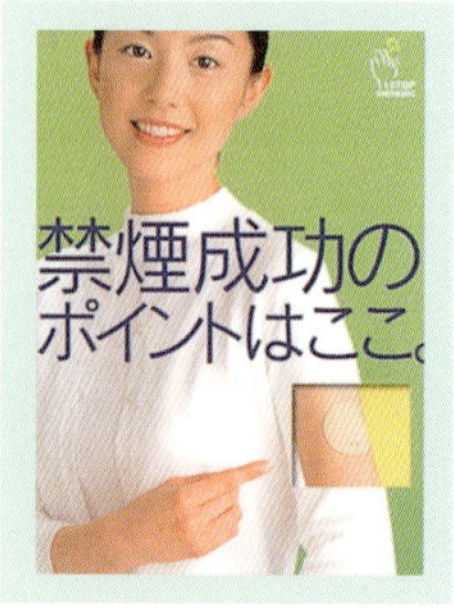

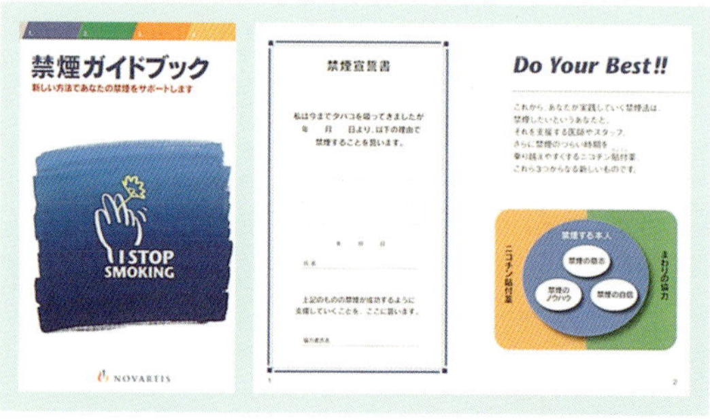

図1-a、b　ニコチンパッチ（ニコチネルTTS）の禁煙指導用キットの1部。ノバルティスファーマより配布。

す。標準使用方法では8週間の使用となっていますが、実際は短期間の使用で、ニコチンパッチを使用せずとも喫煙要求を乗り越えてゆける状況となる場合も多くあります。

　副作用としては次の3点があげられます。
①接触皮膚炎：剥がしたところを水洗いしてかゆみ止めの軟膏を塗る。
②頭痛や全身倦怠：使用量が多過ぎたときに起こる。使用サイズを一段小さくする。
③不眠：夜間にもニコチンを供給し続けるために起こる。寝る前に剥がすとこの症状は軽減する。
　そのほかの注意点は、下記のQ&Aを参照ください。

2）ニコチンガムの使用上の注意

　ニコチンガムはニコチン・レジン複合体をガム基材に含ませたもので、2001年9月から薬局での市販が認可されました。ニコチンガム1個に含まれるニコチン2mgのうち、約0.86mgが徐々に口腔粘膜から吸収されて、血中ニコチン濃度を上昇させ、ニコチン離脱症状を軽減します。嚙み過ぎるとニコチンが唾液に混じり、それを飲み込むことで、喉や胃に炎症を起こす恐れがあります。効果発現までの時間がニコチンパッチに比べて短いこと、はさみで切ったり2個連続で使用する、嚙み方を調整するなどの方法でニコチン吸収量の調整がしやすいことなどから、ニコチンパッチを使用している際の喫煙要求の高まりに利用する場合もあります。副作用としては、口腔粘膜の炎症や喉や胃の痛みなどがあげられます。

ニコチンパッチQ&A

Q ニコチンパッチを使わずに禁煙したいという人にはどのように対処すればよいでしょうか？

A 禁煙に関して正確な医学知識を提供することはわたしたちの責務ですが、方法を選択するのは喫煙者自身です。実際、インターネット禁煙マラソンでも、参加当初からニコチンパッチの使用を強力に勧めているにもかかわらず、ニコチンパッチを利用する人は半数にとどまりますし、ニコチンパッチ利用者と非利用者の間に、禁煙成功率に差はありません。こうした禁煙プログラムに参加するのではない場合、ニコチンパッチ使用群とニコチンパッチ非使用群の比較研究では、ニコチンパッチの1年後の禁煙成果はニコチンパッチ非使用群をうわまわりますが、それでも禁煙していける人たちが大勢いるのも事実です。

　ですから、外来でニコチンパッチを勧めても使わないと言い張る場合は、
①ニコチン依存度を提示し、ニコチンパッチの有用性をもう一度説明する。
②ニコチンパッチに関しての誤解を解く。多いのが、「ニコチンパッチを利用するとパッチがやめられなくなる」「ニコチンパッチはニコチンが含まれていて有害だ」「ニコチンパッチで気分が悪くなった人がいるから使いたくない」「ニコチンパッチを利用しても効かなかったという話を聞く」というものであり、それぞれにていねいに説明することが誤解を解き、ニコチンパッチの利用に踏み切ることが多い。
③それでも利用しないという場合は、利用しない禁煙（行動療法）を支援し、挫折した際にニコチンパッチの利用を勧めることになる。

Q ヘビースモーカーの主人が寝ている間に、背中にニコチンパッチを貼り付けようと思いますが効果はあるでしょうか？

A 起床後の喫煙要求は減弱しますので、起きぬけの1本は吸わずに過ごせるでしょうが、そのあと朝食後や勤務中に吸いたくなくても吸ってしまうということが起こりますし、心血管障害のある場合には危険です。また現実に寝ている間にニコチンパッチを張るのは困難です。必ず本人に説明の後、使用することです。

Q それでもやめないという患者さんにはどうしたらよいのでしょうか？

A 禁煙には時期があります。ニコチンパッチ、メールなど最新の禁煙方法を伝えてもなおかつ禁煙しないという患者さんには、情報提供と禁煙のメリットを伝え続けるほか、職場や家庭内での禁煙スペースを広げることを促すことになります。

2 心理的依存への対処と長期フォロー

　ニコチン代替療法剤は、ニコチン依存によるニコチン渇望を軽減し、禁煙の開始を容易にするものですが、習慣や条件反射など心理的依存からくる喫煙要求の軽減にはつながりません。2週間から2ヵ月程度で消退してゆくことの多いニコチン依存と異なり、記憶に起因する心理的依存は禁煙してからも長期にわたり出現し、禁煙した人を苦しめることとなります。

　心理的依存に対処し禁煙を継続してゆくためには、行動療法を併用します。心理的依存を軽減して禁煙を続行するには、

①行動療法のこまめな実行
②禁煙に関しての良いモデルの存在や先の見通しを持てる状況
③禁煙に関しての正の方向での強化、すなわち、禁煙したことがよかったと感じることのできる経験を積むこと「セルフエフィカシー（self-efficacy）」

の3条件が必要であり、長期にわたる周囲の励ましや緻密なフォローが重要となるゆえんがここにあります。外来でのフォローや電話フォローといった、医療現場でしばしば用いられる長期支援の手法は、再喫煙の生じやすい深夜の喫煙要求など、対応できない場面が多いうえ、多くのマンパワーを要します。インターネットを利用した禁煙支援は、時間的地理的制約を受けにくく、心理的依存への長期支援に適しますが、中でも後述する禁煙プログラム「禁煙マラソン（http://www.kinen-marathon.org/）」（付録1）は、ITの多人数双方向通信機能（メーリングリストや掲示板システム）を利用して、24時間体制での緻密な支援を1年以上にわたり長期に提供するもので、ニコチン代替療法の処方に引き続き併用されることが多く、禁煙成功率の向上と共に医療側の長期禁煙支援に関しての労力の大幅な軽減につながっています。こうしたプログラムをもって心理的依存に対しての長期支援が可能であると患者さんに紹介することも、外来での患者指導として重要となります。

　では、ITを利用できない場合はどうすればいいのでしょうか。現状では、長期支援の提供は事実上不可能となります。支援側による周囲の緻密な支援体制の構築、特に医療者による支援だけでなく、家族の支援や地域での支援など連携の構築が重要となりますが、IT支援をしのぐ効果をあげることは、現状では難しいものがあります。

　なお、以下に現在用いられている非IT禁煙支援方法を紹介しますが、いずれも短期の支援となり、3ヵ月以上の長期支援を提供するものはほとんどありません。

1）禁煙教室

　市町村や保健所単位にて、全国で広く開催されています。こうしたもののほとんどは無償であり、禁煙支援を提供する際に、地域で禁煙教室が開催されていれば、禁煙外来との併用を勧めることも一法でしょう。

　また、民間の禁煙教室として「5日でタバコがやめられる」講座（セブンスデーアドベンチスト教会・東京衛生病院にて実施）が1966年から実施されています。これは米国のセブンスデーアドベンチスト教会が19世紀から実施してきた禁煙教室の日本版で、カウンセラーが5日間にわたり指導することで、禁断症状を乗り越えるものです。また、入院形態による禁煙支援も東京衛生病院では実施しています。ただし、長期禁煙支援は実施されず、禁煙成果も短期（5日終了時）のみが公表されているにとどまっています。

2）禁煙コンテスト（郵送による禁煙支援）

　3ヵ月の期間中、数回の指導や状況報告を郵送で行うもので、全国の多くの自治体などでも実施されています。大阪府立健康科学センター「らくらく禁煙コンテスト」

付録1

禁煙指導者の育成をはかるITネットワーク「禁煙健康ネット」（「禁煙マラソン」ホームページhttp://www.kinen-marathon.org/よりリンク）では医師、歯科医師、看護師、薬剤師、栄養士、学校関係者などを対象に年間を通じメーリングリストや実際の講習会の開催などを通して禁煙情報交換の場が提供され、現場での禁煙介入スキルの向上に寄与している。参加無料。参加希望者は　kinen-inf@mua.biglobe.ne.jp　まで

もその1つで、年に1回、期日を決めて、2週間の準備期間のあと4週間の禁煙を行動療法（喫煙行動記録）などの手法により行い、その後3ヵ月後に状況報告によって、禁煙成功者として認定証と図書カードや抽選による賞品贈与が行われるものです。3ヵ月の禁煙成果はおよそ25％と発表されています。参加費用：4000円（らくらく禁煙コンテスト事務局：03-3649-3809）。

3 インターネット（IT）を利用した心理的依存への対処（禁煙マラソンプログラムと携帯電話プログラム）

「禁煙マラソン」は、筆者によって1997年から提供が開始され、現在では多くの禁煙成功者のボランテイアによって運営されている長期禁煙支援プログラムです。情報や感動の共有による強固なグループダイナミクスの形成や、役割交代（ピアカウンセリング）、体験の共有などにより、明るく暖かい雰囲気の中で心理的依存を克服して禁煙を継続してゆくものです。ニコチンパッチ処方終了後の再喫煙防止プログラムとして、外来治療と併用されることが多くあります。年2回募集の「禁煙開始コース」、毎月募集の「禁煙継続コース」のいずれにおいても、ニコチンパッチ処方と同時に申し込むと効果が期待できます。

禁煙マラソンでは、「禁煙プログラム（ステップ①）」「教育プログラム（ステップ②）」「社会貢献プログラム（ステップ③）」の3つのプログラムが順次提供されています。

「禁煙プログラム（ステップ①）」では、禁煙の進め方についてほぼ毎日、詳細な指導メールが届き、それに従って禁煙を進めてゆくことになります。また同時に、世界各国に散在する先輩アドバイザーがマンツーマンや集団での支援体制をとり、参加者からの状況報告や相談に即応します。

「禁煙プログラム（ステップ①）」終了後引き続き提供される「教育プログラム（ステップ②）」では、喫煙や禁煙に関しての医学知識のほか、行動変容理論など他者への禁煙支援に必要な知識も習得することが目的のプログラムです。「禁煙プログラム」で参加者に昼夜を問わず暖かいアドバイスを提供する先輩アドバイザーたちは、この教育プログラムの一環として後輩の指導にあたるもの

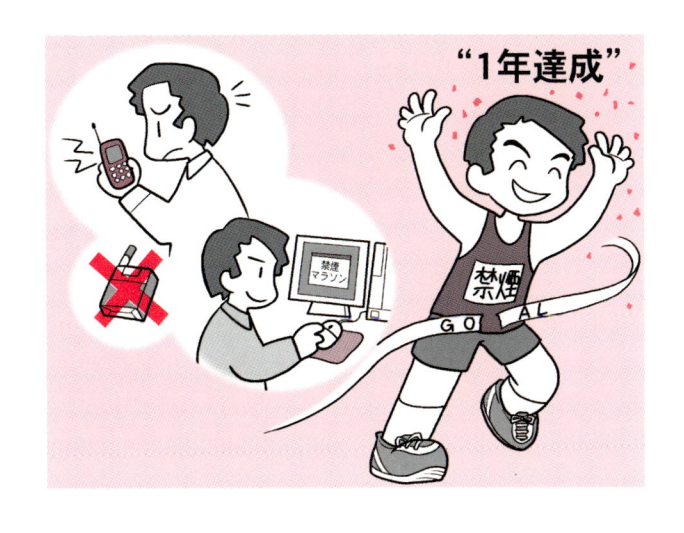

で、自己の禁煙体験を活かしての禁煙支援体験を積むことが、自分の禁煙状況について客観視や禁煙動機の強化につながり、禁煙の「質」を向上させ、再喫煙の防止に働くことになります。

「社会貢献プログラム（ステップ③）」は、参加して1年以上のメンバーに提供されるもので、ステップ②の教育プログラムでアドバイスにあたるアドバイザーたちへのサポートの提供や、禁煙マラソンの運営へのかかわりを通じて、ネット上だけでなく実社会でも禁煙支援を構築し提供できる人材を育成してゆくプログラムです。医療関係者向け情報交換メーリングリストの運営への協力や講習会の開催、所属する企業での禁煙の推進など、ステップ③メンバーが実施している社会貢献も多くなりました。

単に自己の禁煙という狭い目的で参加した参加者が、こうした3つの連続したステップを通じて「自己から周囲の参加者へ、そして禁煙マラソン全体さらに実社会へ」と、連続的に支援対象と視野を広げるプログラムが、深い自己洞察と自己効力感をもたらし、禁煙の継続に寄与すると考えられています。

ニコチン代替療法単独での1年後の禁煙者は、おおむね30％程度（筆者自験）にとどまりますが、ニコチン代替療法にIT禁煙続行プログラム（禁煙マラソン）を併用した場合、全参加者に占める1年後の禁煙者は60～80％となっています（次ページ表1）。ニコチン代替療法の対象者に、こうした緻密なネット支援の利用を勧めることも、臨床現場での重要な支援といえましょう。

なお、禁煙マラソンは、禁煙マラソンで禁煙したメン

実施回	総参加者数（人）	男／女（人）	平均年齢（歳）	ニコチンパッチ使用者数（人）	1年後の禁煙者数（人）（総参加者数に占める割合）
1回目	224	201／23	40.2	0	106（47.3%）
2回目	184	166／18	44.3	0	90（48.9%）
3回目	234	201／33	42.5	0	148（63.2%）
4回目	88	66／22	39.7	32	54（61.4%）
5回目	95	58／37	39.3	29	63（66.3%）
6回目	103	69／34	43	49	78（75.7%）
7回目	109	73／36	41.6	29	75（68.8%）
8回目	126	88／38	41.9	21	83（65.9%）
9回目	78	55／23	42.5	22	―
10回目	81	42／39	40.6	27	―

表1　禁煙マラソンの禁煙成果。

バーが筆者と共にボランテイアで運営しているものですが、緻密な運営組織構築により各メンバーにかかる時間的・心理的負担をごく限られたものとしていることや、医療者の関与が最小限度となっていることなど、今後の医療の形を示唆するものとしても注目されています。

また、携帯メールを使って長期にわたる禁煙支援を提供する試みも始まりました。KDDI（au）オフィシャルコンテンツ「禁煙ナビ」（セイコーインスツルメント・KDDI）は、1年にわたり毎日数通のメールでの禁煙指導が提供されるほか、挫折した場合のミニチャレンジ、どうしても吸いたいときの「SOSコール」、1年間の再喫煙防止コースも提供されています。携帯メールは送受信の手軽さにすぐれ、喫煙要求が高まればボタン操作によりアドバイスを受け取るシステムとなっており、今後の若年層の禁煙に寄与すると考えられます。しかし受信画面の大きさの制約のため、メール内容の深さや情報量においてインターネットメールに及ばないという欠点もあります。その欠点を補うため、禁煙ナビ専用掲示板が用意されており、筆者や禁煙経験者が回答する仕組みになっています。月額315円の登録料が必要です。

URL▶ http://cs16.cs-plaza.com/a/kinen/

4　おわりに

禁煙して良かったこととしてしばしばあげられるのが、「禁煙を通じて新たな可能性を見つける」「禁煙を足がかりに、人生をバージョンアップする」という、積極的な人生への取り組みです（インターネット禁煙マラソン修了者調査より）。禁煙は単に歯周病の予防や改善に役立つといった健康面でのメリットにとどまらず、人生のさまざまな面にメリットを作り出す作業であり、禁煙できた人からの感謝の言葉は支援側にとっても大きな励ましとなります。ニコチン代替療法に加え、IT支援など禁煙支援に関してのプログラムを利用することで、効率よく楽しい禁煙支援を実施していただきたいと思います。

参考文献
1. 高橋裕子．禁煙支援の実際　日本臨床内科医会会誌　2001；16（4）：344.
2. 高橋裕子．禁煙支援ハンドブック．東京：じほう，2001.
3. 高橋裕子．禁煙指導の本．東京：保健同人社，1997.
4. 江口まゆみ，高橋裕子．禁煙マラソン．東京：光文社知恵の森文庫，2002.
5. 高橋裕子．インターネットを利用した健康支援の構築．内科　2000；87（4）：790.
6. 橋本栄理子．インターネットを利用した禁煙支援プログラム．日本保健医療行動学会年報　2001；16：68.
7. 高橋裕子．健康教育の現場から　インターネット禁煙マラソン―参加者の得られたもの．日本健康教育学会NewsLetter　2001；28（1）．
8. 橋本栄理子ほか．電子コミュニテイを利用した禁煙指導プログラムの有効性の検討．医療と社会　2000；10（3）：39-59.
9. 高橋裕子．インターネット禁煙マラソン．治療　1999；45：1388-1389.
10. 高橋裕子，東山明子．インターネットを使った禁煙支援．心療内科　2001；5：328-335.
11. 橋本栄里子，東山明子，高橋裕子．電子コミュニテイを利用した禁煙指導プログラムの有効性の検討：「インターネット禁煙マラソン」の再喫煙者へのフォローアップの取り組み．医療と社会　2000；10（3）．
12. 高橋裕子．インターネットを活用した健康支援―その可能性と問題点．臨床栄養　2002；107（1）：22-27.

2章 禁煙支援体制の構築

市来英雄／市来歯科

　さて、第2部で述べられてきましたように、喫煙が口腔内の各種疾患に悪影響を与えていることは存分にご理解いただけたことと思います。きっと誰しもが、「当医院も禁煙支援体制を構築し、喫煙者の口腔を救おう」と決意されたことでしょう。

　では、さっそく明日から「禁煙支援をおこなう歯科医院」に生まれ変わることができるでしょうか……。残念ながら、それは不可能でしょう。なぜなら、患者さんを禁煙に導くには、術者側の準備もしっかりとしたものでなければならないからです。

　禁煙支援は、「禁煙しましょう」といえばいいのではありません。喫煙を止めるという行動変容を起こしてもらわなければならないのです。また、ただニコチンガムやパッチを処方すればいいのではありません。薬剤ですから、その患者さんに適した正しい使い方を説明しなければなりません。

　本章では、歯科医院にて禁煙支援体制を作るにあたって必要なステップを、市来歯科の例をもって解説していきたいと思います。

1　あなたの歯科医院はどちらのタイプか？

　では実際に、歯科医院にて喫煙患者さんへの禁煙支援体制を作るには、どうしたらいいのでしょうか。まずはあなたの歯科医院、とりわけ歯科医師（院長先生）の喫煙に対するスタンスによって、体制作りの大まかな流れが決まってきます。

1）院長主体によるトップダウン方式

　歯科医院の目指す方向性は、まず何よりも院長の意識1つで定まってくるといえます。すなわち、院長がある目標に対しゴーサインを出せば、その目標に向かってスムーズに進行していきます。こういった考え方ならびに体制作りを、トップダウン方式といいます。トップダウン方式は、もっとも軌道に乗りやすく、体制がすぐに構築できる方法の1つです。

　このトップダウン方式にて禁煙支援体制の構築をはじめる歯科医院は、
①院長が非喫煙者である
②院長が喫煙と口腔内疾患の関係を十分に理解している
　など、喫煙問題を真剣に考えていらっしゃる院長がいる歯科医院でしょう。

　院長がまず「当医院は禁煙支援体制を整える」という方針を打ち出します。院長はただ方針を打ち出すだけでなく、スタッフに禁煙支援する目的・意義を説明し、禁煙支援を成功させるためのノウハウを指導、もしくはスタッフと共に学んでいきます。その過程の中でスタッフに役割分担を持たせ、チーム意識を育成していきます。このような過程を繰り返しながら院長主体で禁煙支援体制を構築していくと、比較的スムーズに禁煙支援体制を構築することができます。

2）スタッフ主体のボトムアップ方式

　トップダウン方式のポイントは、院長が非喫煙者であり、問題を十分に認識してることにあります。では、
①院長が喫煙者である
②院長が喫煙問題にまったく興味がない、必要性を感じていない

　このような場合では、トップダウン方式は機能するでしょうか。答えは、「困難を極める」はずでしょう。他の検討事項などではトップダウン方式を採用する院長でも、その院長が喫煙者であれば、きっと禁煙支援体制には難色を示す、むしろ無関心であるかもしれません。

　では、どのようにして支援体制を構築していけばいいのでしょうか。

　こういった場合に有効な手段として、「スタッフから働きかける」ボトムアップ方式があります。

　まず、スタッフ全員が「禁煙支援」に対する勉強をはじめます。多くの歯科医院が実施している月に数回の医

院内勉強会のテーマとして、現在歯科に必要とされる喫煙問題、禁煙支援を取り上げてもよいでしょう。その中で、禁煙支援に必要な媒体作りや支援方法について討議するなどして、支援チームを構築していきます。

そして、禁煙支援をテーマにした講習会や禁煙支援に積極的に取り組まれている「日本ヘルスケア歯科研究会」（付録1）などの大会などへの参加を院長に提案、もしくは参加の許可を願います。すると日増しに高まるスタッフの禁煙支援への熱意に、院長はきっとことの重大さに気がつくことでしょう。

院長は誰しも、歯科医院全体が活性化していくことを望んでいるわけですから、禁煙支援という目標に向けてスタッフがチーム体制を構築し、取り組んでいこうという姿勢には感銘を受けるかもしれません。そして、チームの取り組みを支持し、協力を惜しまないでしょう。

このように、スタッフ主体でぐんぐんと推し進める方法を、ボトムアップ方式といいます。

さらに、ひいては院長も自分の禁煙を約束するような良き結末が生まれてくるかもしれません。

＊　＊　＊　＊　＊

あなたの歯科医院では、どちらの方式が禁煙支援体制作りに適しているでしょうか？　歯科衛生士の視点からすると、トップダウン方式は「待ちの方式」のように見えるかもしれません。ですから、ボトムアップ方式で院長に迫り、院長の強力なバックアップを得、最終的にはトップダウン方式に移行するのも1つの方法です。

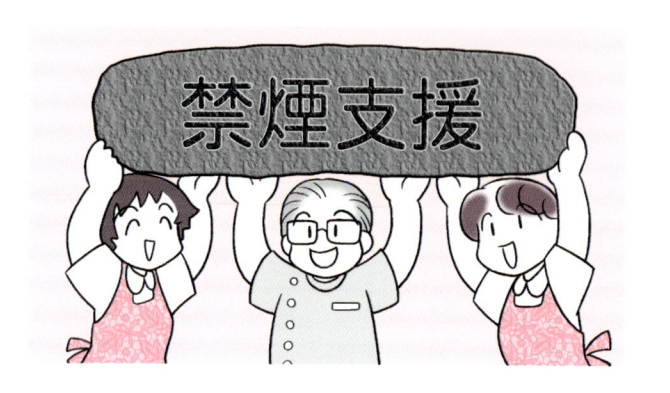

2　禁煙支援体制作りの実践例　～市来歯科の場合～

予防などに熱心な他の歯科医院も同様に実施されていると思いますが、筆者の医院でも、月に2回の定例勉強会を開き、歯科全般にわたって参考文献や新しい歯科技術、口腔衛生、歯科疾患予防、咀嚼や栄養学などに関して学び、学んだものを実際に患者さんに適用できるよう訓練していました。

ここで参考までに、市来歯科における禁煙支援体制作りの例をご紹介します。なお、市来歯科のスタッフ構成は、院長（筆者）のほか常勤歯科医師1名、歯科衛生士3名、歯科技工士1名、歯科助手1名となっています。市来歯科では、院長が主導するトップダウン方式を採用しました。

ステップ①スタッフの研修

準備期間として、まずは医院全員の研修が大事と考え、「喫煙と健康」などをテーマに掲げ、知識を蓄えることにしました。実際に禁煙プログラムを臨床に導入するまでの数ヵ月間は、毎週1時間の勉強会を行いました。

いろいろな方面から得た禁煙支援の資料や実際例を検索して各自持ち寄り、全員で話し合いました。

特に、禁煙支援プログラムの1つであるニコチン代替療法剤の処方を予定していたため、スタッフ全員が詳細を患者さんに説明できるようにする必要がありました。そのため、全スタッフによるニコチン代替療法の勉強会、つまりニコチン代替療法に関しての資料収集や、各薬剤（ニコチンガム、ニコチンパッチ）の知識、正しい使用法、処方箋の書き方などを行いました。

ステップ②役割分担の決定

次に、実施のための役割分担を決めました。

まず、スタッフの中で1人、歯科衛生士をプログラム・コーディネーター（禁煙支援プログラム全体のまとめ

付録1

日本ヘルスケア歯科研究会：歯科医師はもとより歯科衛生士、デンタルスタッフなど、他の従業員と共に、予防を中心に新しい歯科医学を研修・実践するスタディグループ。2001年に行われた講演会では、日本の歯科界では初めての「禁煙宣言」を承認して終了した。

患者指導用ツール

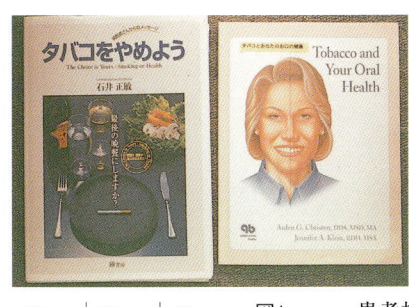

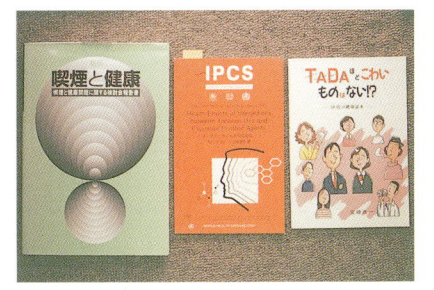

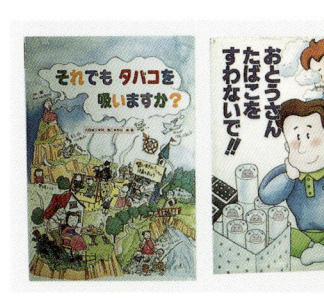

図1-a | 図1-b | 図1-c　　図1-a〜c　患者指導用の待合室にある書籍や絵本。

図2-a | 図2-b | 図2-c

図2-a〜c　患者指導するための待合室にあるチラシやはりがみ。パンフレットは、必要とする患者さんにさしあげる。禁煙についてとりあげられた新聞記事などを掲示しておくのも効果的。

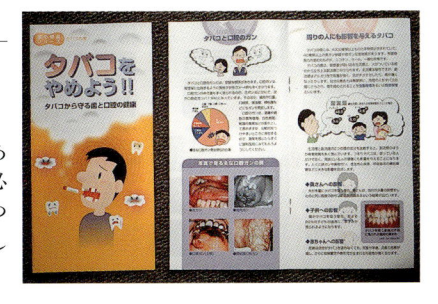

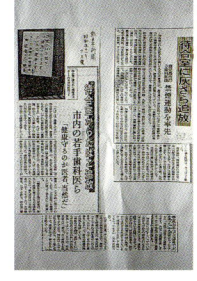

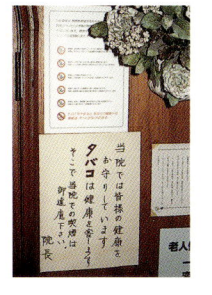

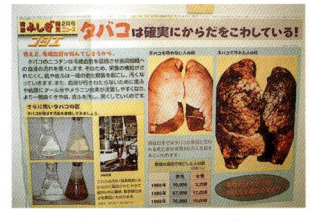

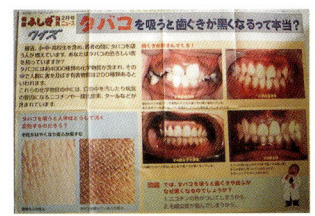

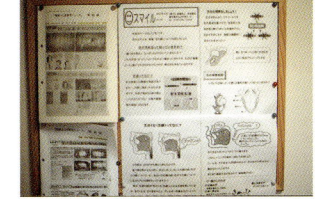

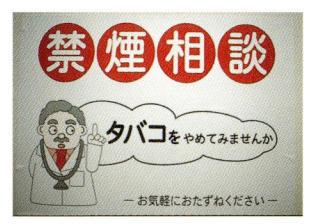

図3-a | 図3-b | 図3-c | 図3-d　　図3-a〜d　患者指導用の待合室にあるポスター。

図4　当医院にて独自に作成した禁煙指導のためのアルバムを使用し、患者指導を行っているようす。

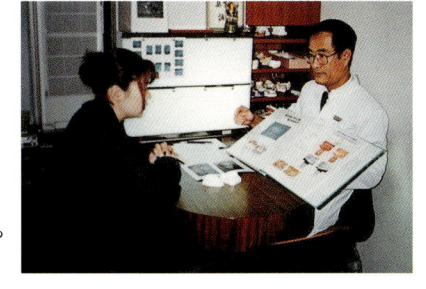

役）に任命しました。

そして次に、喫煙患者さんに行う喫煙状況確認アンケートの作成係、指導に用いる機器選択・購入係、患者さん説明用資料・書籍の選択・購入係、待合室への院内掲示ポスターや案内の作成・購入係など、各スタッフに役割を持たせ、医院全体の取り組みであるという意識付けを行いました。

ステップ③医院独自の患者指導用媒体の準備

市販されている禁煙支援用の書籍（図1）、チラシ（図2）、ポスター（図3）などのほかに、医院独自の媒体を準備しました。

市来歯科では、まず患者指導に使える既刊の手引書やイラストが豊富な著書などをそれぞれ2冊購入しました。1冊はそのまま資料として待合室に開架したり院内勉強用に確保しておきます。もう1冊は、患者説明用に適した資料やイラスト部分を切り取り、臨床現場で手っ取り早く使えるようオリジナル・アルバムを作るために使います。

こういった医院独自のアルバムを作り指導に活用することは、限られた時間内で的確に患者さんに情報を提供するうえで、とても有用な手段です（図4）。

ステップ④診療体制の確立

スタッフ教育ならびにスタッフ間の意思統一が図れた段階で、禁煙支援を行うにあたっての、確実な計画診療スケジュール、診療報酬の料金表も作りました。特にここで大切なのは、受付でもこれらを詳しく説明できるようにすることであり、たとえ電話で問い合わせがあっても、即座に回答できるよう、徹底しておくことです。

このようなシステムが確立した後、院内で禁煙プログラムが実行できる時間帯などを探し出し、それをわずかでも日常臨床に組み込むことができるようにしました。

実際は、歯科医師ならびにスタッフによる禁煙支援（カウンセリング）の時間のほか、説明を受けた患者さんの中でニコチン代替療法の希望がある、もしくは了解された患者さんに対し、院長が責任を持ってニコチン代替療法剤を処方するための時間、薬剤の使用方法についてさらなる注意をする時間などが用意できる体制を検討し、本格的な指導ができる体制を整えました。

ステップ⑤院内環境の整備とアピール

ステップ②、③で各自が準備した書籍やポスターを待合室に掲げ、かつ「当院では皆さまの健康を守ります。たばこは健康を害します。そこで、当医院での喫煙はご遠慮ください。院長」という意思表示をします。そして灰皿を一切撤去しました。これは「当医院が禁煙を支援する歯科医院である」ことを患者さんにアピールするために必要です。そしていよいよ実施に入るわけです。

3 禁煙支援体制を円滑に進めるにあたっての問題点

さて、せっかく構築した禁煙支援体制も、さまざまな問題が生じてくることがあります。その問題が、例えば「支援のテクニックが未熟である」「なかなか患者さんが禁煙に到達できない」といったものであれば、まだ改善の余地があります。もっとも恐ろしい問題は、以下に示す2点であると思います。すなわち、禁煙支援プログラムがストップしてしまう事態を導く恐れがあるからです。

1）スタッフの引継ぎ

どの歯科医院や一般企業でも問題となることですが、スタッフが退職する際の引継ぎはとても重要です。特に、禁煙支援体制の構築に関わったスタッフ、すなわち中心人物たる歯科衛生士が退職する際には、今後の支援プログラムの進行に支障が出ないよう、必ず適切な引継ぎ期間を設け、確実に引継ぎが行われてから退職してもらうようにしなければなりません。また、他のスタッフも新人スタッフを教育できるようにしておかなければならないでしょう。

市来歯科では、スタッフを採用する際、辞職時には次のスタッフに必ず引継ぎを行うことを条件として提示し、こういった問題を最小限にくい止める方法をとっています。

2）マンネリ化による意欲の低下

禁煙支援に限らず、院内勉強会、患者指導など、何事にもいえることですが、しばらく実施していると、すべてに慣れてきて、時間が経過していくうちにマンネリに陥りやすいということがあります。マンネリ化すると、患者さんの状態や変化を感じにくくなるばかりでなく、「なぜ行っているのか」といった目的を忘れがちとなり、最終的には「面倒くさい」といった意欲の低下につながるものです。

それを防ぐためにも、まず実行している禁煙支援プログラムが果たして現在どういう状態であるのか、客観的に評価する勉強会などを必ず設けなければなりません。すなわち、禁煙支援の結果を顧みて、どのようなところがうまくいったのか、成功しなかったのかを話し合い、スタッフ全員が意見の交換と共有を図り、つねにお互いを刺激しあうことが必要でしょう。

また、院長ならびにプログラム・コーディネーターが中心となって、絶えずスタディグループの研修会や勉強会に出席したり、全国禁煙推進医師歯科医師連盟の学会や会誌、メール網などで資料を得、つねに新しい動きをスタッフに伝達する必要があります。特に、同じ心がけの全国の歯科医院などと交流し、得られたものを自分たちの支援体制に応用するなど、禁煙支援体制を日々育てていこうという思いをスタッフの誰もが忘れないようにしなければならないでしょう。

3章 市来歯科における禁煙サポートの実際

市来英雄／市来歯科

1 市来歯科における禁煙支援プログラム

市来歯科では、フローチャート（図1）に示した禁煙支援プログラムを実施しています。診療室の貴重な時間を無駄に使わないために、禁煙を受けいれる用意のできている患者さんを手助けするための治療計画は、柔軟に対処できるようにつくる必要があります。

ここで示した禁煙支援プログラムは市来歯科で実施している例ですので、参考にしていただければ幸いです。

1）喫煙に関するアンケートの実施

問診時に、次ページ図2に示したアンケートを行います。このアンケートは「口腔と喫煙の害」というものを"動機付ける"ための項目が作為的に入れ込んであります。スタッフがチェックした後、患者さんが今後、全身管理を含めて自分の健康維持のために禁煙することに関心を持っていることが確認できたら、これを参考に禁煙支援プログラムの説明に入ります。

めったにないことですが、アンケートを行っても、禁煙に対してまったく関心を示さない方もいます。そのような患者さんには、後の全口腔内検診と治療計画の説明の際に喫煙の及ぼす影響についての解説を密に行い、患者さんの自覚を促します。

2）喫煙支援コンサルテーション（禁煙支援プログラム）

当院では、歯科的・全身的検査が終えた後、その資料を元に個別的に患者さんへの総合診断の解説や治療方針、治療計画、口腔衛生指導を含めたコンサルテーションの時間を30分組んでいます。その際に、喫煙をしている患者さんには、禁煙支援コンサルテーション（禁煙支援プログラム）を設けます。

禁煙支援コンサルテーションでは、以下の2点を行います。

（1）正しい情報を提供することによって行動変容を期待する禁煙支援

まず最初に、写真や書籍をもとに製作・編集した市来歯科オリジナルの禁煙支援アルバム（47ページ参照）や、最近ではMicrosoft社製のプレゼンテーション用ソフトウェアPower Point（次ページ図3）にまとめた視覚的に訴える資料を用いながら、講習会「5日でタバコがやめられる」（42ページ参照）にて得た知識をベースにした禁煙支援コンサルテーションを行います（次ページ表1）。

各種資料を用いたコンサルテーションだけでは、ニコチン依存度の高い患者さんの行動変容を導き出すことが、困難な場合もあります。そこで市来歯科では、喫煙

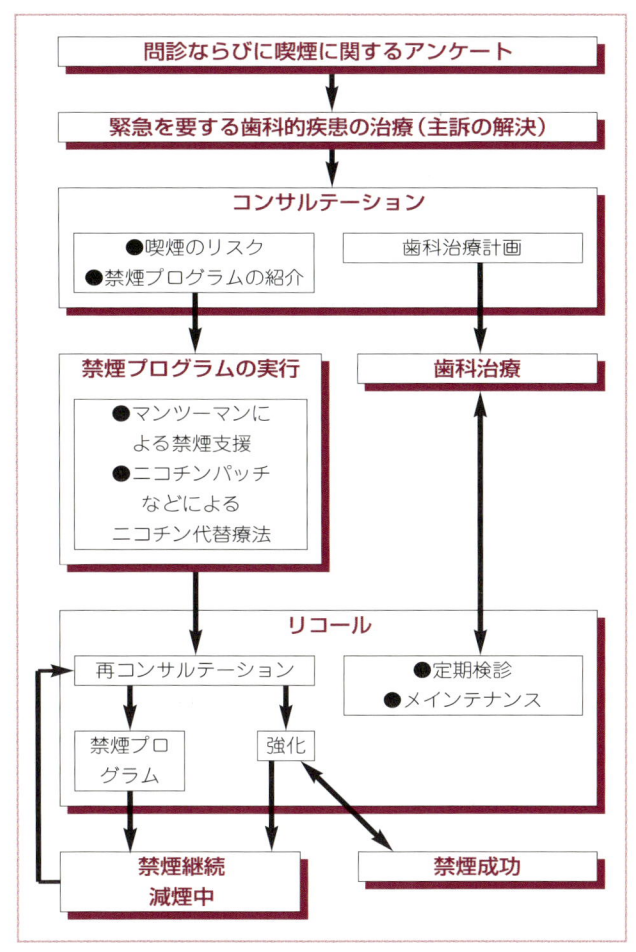

図1 市来歯科の禁煙支援実施におけるフローチャート。

第3部　実践！歯科からの禁煙支援

あなたの喫煙の情況について教えてください（恐れ入りますが、該当する項目があれば、□に○印のお答えをお願いします）。
①あなたのたばこを吸う歴史を教えてください。
　　　　　□ つねに吸う　□ ときどき吸っている　□ 止めたことがある（　年間　　ヵ月間　　回）
②（①の「つねに吸う」と答えた人で）1日に何本ほど吸いますか？　　　　本
③朝起きてすぐにたばこを吸いますか？
　　　　　□ はい　□ いいえ　□ 30分以内
④深く吸いこむ程度はどのくらいでしょうか？
　　　　　□ 肺にも届くよう大きく吸う　□ 少しだけ息といっしょに肺に送りこむ　□ 口の中だけで、あとは吐き出す
⑤たばこ1本のどの程度まで吸って消しますか？
　　　　　□ ほとんど全部近く　□ 半分近く
⑥何歳のときから吸い始めましたか？　　　　歳頃から
⑦禁煙をしたいと思ったことがありますか？
　　　　　□ はい　□ いいえ
⑧今までにたばこを止めたことがありますか？
　　　　　□ ある（　　回　　ヵ月　　年）　□ ない
⑨喫煙が口の中の病気に大いに関係しているということを知っていましたか？
　　　　　□ はい　□ いいえ
⑩（⑨の「はい」と答えた方で）それは味覚障害、口の中の癌、歯周病、口内炎のどちらでしたか？
　　　　　□ 味覚障害　□ 口腔癌（口の中の癌）　□ 歯周病　□ 口内炎
⑪たばこは歯周病の原因にもなっていることを、これまでに聞いたことがありますか？
　　　　　□ はい　□ いいえ
⑫たばこを吸い続けることで歯周病は進行するということを知っていましたか？
　　　　　□ はい　□ いいえ
⑬たばこが口腔に及ぼすほかの困ったことは？
　　　　　□ 口臭　□ 歯の黒ヤニ　□ 歯ぐきの黒変
⑭これまでに喫煙を誰かに注意されたり、心配してもらったりしたことがありましたか？
　　　　　□ はい　□ いいえ　それは □ 配偶者から　□ 子どもから　□ その他（　　　　　　　　　　）
⑮家庭ではどんな吸い方でしょうか？
　　　　　□ 家族の前でも吸っている　□ 気にしながら吸っている　□ 家の中では吸わない
⑯なぜたばこに手を出してしまったのでしょうか？ つまり、その動機は？
　　　　　□ 友だちから勧められて　□ 大人になった気がしたから　□ 誰かに反抗して　□ 20歳になったから　□ 美容のため（やせられるなど）　□ かっこいいと思ったから　□ 宣伝にのって　□ 友人らも吸っているから　□ 親に勧められて　□ すぐに買えたから　□ その他（　　　　　　　　　　）
⑰今後禁煙をしたいと思いますか？
　　　　　□ はい　□ 努力する　□ いいえ
⑱（⑰で「はい」と答えた方で）その禁煙をしたいという思いは、どのくらいでしょうか？
　　　　　□ はいと答えたが、今は禁煙したいとは思っていない　□ 今すぐにでも禁煙したい
⑲たばこを簡単に止められる「薬物置換療法」ということを聞いたことがありますか？
　　　　　□ ニコチンガムというのを知っている　□ ニコチンパッチという貼り薬を知っている

　　　市　来　歯　科

図2　市来歯科における問診時の喫煙に関するアンケート。

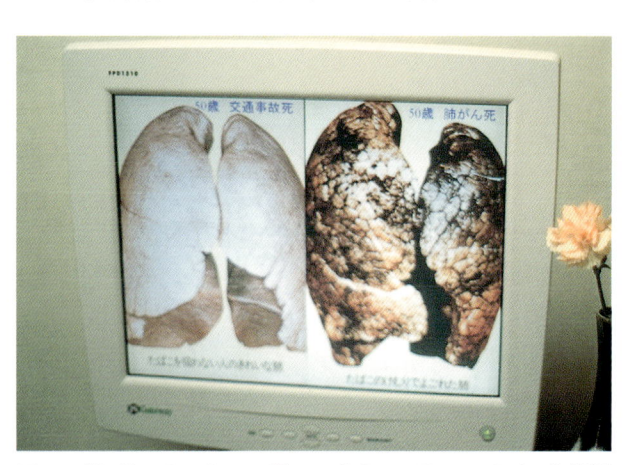

図3　プレゼンテーション用ソフトウェアPower Pointを使用した資料。

表1　市来歯科にて行う禁煙支援内容の一部。このノウハウは、講習会「5日でタバコがやめられる」で行われているカウンセリング手法である。

- 喫煙によって生じる害を、ビジュアル的に印象深く教授する（例：正常な肺とタールで汚れた肺の写真の対比や、歯周組織が黒く変色している症例など）
- 体がニコチンを欲する「魔の3分間」（たばこを吸いたいという欲求の持続時間は約3分間）を別な行動で忘却させる方法「喫煙欲求撃退法」の伝授。（例：コップ一杯の水、ジュースまたは牛乳を飲む、深呼吸を5回する、軽い体操をする、歯を磨く、シュガーレスガム噛む、趣味に打ち込むなど）
- 体がニコチンを求める期間は約3日間でピークを迎え、後日からは精神的な葛藤の問題であること
- 禁煙中の身体・精神の処し方、栄養のとり方、断煙実行中の注意点など

マイクロスモーカーライザー

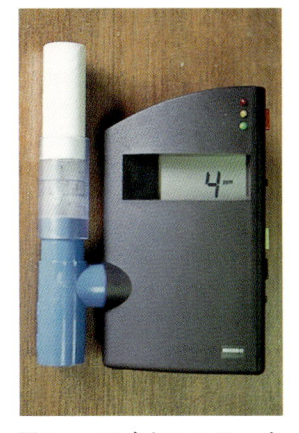

図4-a マイクロスモーカーライザー。表示されている測定値は筆者の一酸化炭素濃度（4 ppm）。

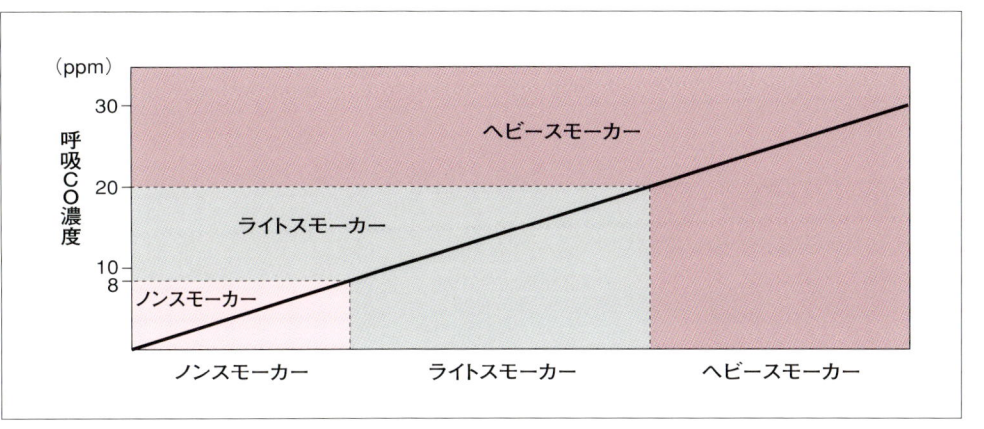

図4-b マイクロスモーカーライザーによる禁煙状況と呼気一酸化炭素濃度の関係。一般に、検査値の異常が示されると、行動変容のきっかけとなることはよく経験される。呼気一酸化炭素濃度は、喫煙者につねに異常が認められる数少ない検査の1つである。この検査は、最近開発されたハンディタイプの測定器を使って簡単に測定することができる。

状態を客観的に評価できるマイクロスモーカーライザーを使用して、患者さん自身の喫煙状態を把握、情報提供します。

マイクロスモーカーライザー（英国Bedfont社製・輸入元:原田産業株式会社）は、呼気中の一酸化炭素濃度の異常を示すことのできる測定器です（図4）。

一般に患者さんは、医療関係者から検査値の異常が示されると、行動変容のきっかけができるものです。この装置は、測定結果が即座に表示画面に数値で示されるので、とても便利といえるでしょう。喫煙者の場合、呼気中の一酸化炭素濃度はつねに異常値である8 ppm以上の数値となり、喫煙の回数や程度によって確実にその数値は上がるので、禁煙の動機付けになります。また、呼気中の一酸化炭素濃度の半減期は3〜5時間と短いことから、断煙（禁煙を始めること）後の効果をすぐに実感することができ、患者さんにとっては断煙を続ける励みにもなります。

また、心理学的な手法を用いて、患者さんの心を刺激する手法も効果的です。市来歯科では、「パンキーの4つのボタン（次ページ表2）」を参考に、患者さん個人に適したコンサルテーションを行うこともあります。

禁煙支援コンサルテーションのポイントは「行動変容を起こさせる」ということにあります。患者さんの正確や状況を見極め、その患者さんに適した指導法を模索し実行することが大切です。

（2）ニコチン代替療法を用いた禁煙支援

（1）の手法（すなわち行動変容を期待するカウンセリング）では効果があまり得られない場合には、ニコチンガムやパッチの薬物代替（置換）療法を患者さんに紹介し、了解を得られたうえで処方、禁煙を支援します。

ニコチン代替療法は、比較的容易に、そして高い成功率で禁煙に導くことが可能です。しかし喫煙による害の実際や健康のすばらしさを説かずに処方しては、仮にニコチン依存から脱却できたとしても、たばこに対する認識は喫煙時と変わらないでしょう。市来歯科では、ニコチン代替療法を希望して来院される患者さんにも、喫煙に対する正しい認識を抱いてもらうことを目的に、（1）に示したコンサルテーションを必ず実施します。

3）定期検診（リコール）時におけるコンサルテーション（強化・再強化）

通常の歯科定期検診時に、口腔内精査と同じく、喫煙の継続についても問診を行います。その過程で、禁煙に成功している患者さんであれば、今後も継続につなげるためのサポートをしていきます。

残念ながら、禁煙まで至らなくとも減煙はできている、もしくはまったく状況が変わらない（禁煙を試みない）患者さんの場合などには、その患者さんの状態に合わせたコンサルテーションを行います。

表2 「パンキーの4つのボタン」と禁煙支援への応用。この「4つのボタン」は、米国の歯科診療哲学の権威であるL.D.パンキーが示した「人の心の捉え方の原則」であり、4つのタイプに分類できる情緒的訴えのボタンスイッチを押すことで、訴えと動機付けは成功するというものである。

1つ目のボタン
自己防衛・自己保存タイプ：（人口の10%）

チェアの上では本当に快適でありたいと願っている人で、何ごとにつけてももっとも安易な方法を好むタイプ。例えば、医院内がつねに清潔かつ快適な状態であることを当然とする人たちである。個人的な満足、快適さ、健康に対する恐れや希望、願望によって動機付けされている。

病気や死、あるいは愛する人や家族の幸福などに関心を強く持っていることから、健康や快適さ、あるいは家族の話題に反応することが多い。

このタイプの人に行動変容を起こさせるには、
- つねに健康であるということがいかに大事であるかということ
- 今やるべきことを実行しないがために起き得る、将来の多大な損失、家族への損害

などのマイナス面も強調するとよい。

2つ目のボタン
金銭タイプ：（人口の10%）

金銭への意識が強く、倹約家である。特に、理解しにくいことや良い評価のもてないことについては強い反感を抱く。言い換えれば、金銭、物質的な報酬、所有への欲求に動機付けられており、お金の節約や蓄財のことに関する話題が多い。そのためお金や財産を失うことの恐れは、非常に大きな動機付けの原因となる。

このタイプの人に行動変容を起こさせるには、
- 喫煙によって生じる金銭面・健康面における損害や損失（健康を害することにより、将来的に金銭的に損をする）
- 毎日のたばこ代を節約することで、貯金ができる
- たばこ代でもっと良いことができる

などについて強調するとよい。

3つ目のボタン
ロマンスタイプ：（人口の20%）

容姿、魅惑、欲望などに動機付けられるタイプの人である。多様性を好み、すぐに飽きて退屈してしまうため、"新しく違った"ものには何であれうまく反応する。"好機を逃がす"ことを嫌い、生活を魅惑的で楽しくしてくれるものには、どんなことにも最初に飛びつきがちである。

このタイプの人に行動変容を起こさせるためには、
- 禁煙を始めることで、あなたがもっと若々しく美しくなるなんて、本当にすばらしい方法ですね
- もっとすばらしい笑顔をしてみたいと思いませんか

など、ロマンスをくすぐるアドバイスが効果的である。

4つ目のボタン
承認タイプ：（人口の60%）

自尊心、容貌、承認、そしてそれ以上に他人からの評価や是認に動機付けられるタイプである。このような人々は、過去の経験に対して一般的に批判しすぎる傾向があり、誇張家であったり、もしくは自慢好きなタイプであったりする人が多い。具体的には、事業がうまく運んでいたり、人から認められたり、管理職の立場であったりする人が当てはまる。

このタイプの人に行動変容を起こさせるためには、「せっかく現在の良いポストがあり、家族を幸福に養っているあなたが、喫煙の害で病気になったり死んだりしたらどうなりますか？ 多くの皆さんが路頭に迷うと思いますよ」といった、自尊心をくすぐるようなアドバイスが効果的である。

（1）継続的な禁煙を支援するコンサルテーション

禁煙が継続的にできている患者さんの場合、まず実現できたことを褒め、そしてさらなる継続に向けての励ましを行います。特に、喫煙時と断煙後の口腔内の変化について、できる限り詳しく説明します。例えば罹患していた歯周病が、断煙後どの程度回復していったのか、歯周ポケットなどの測定、禁煙前後の口腔内の写真などを比較しながら、その効果を示します。これは、患者さんの健康感をより高めると同時に、視覚的な変化から禁煙がどれだけ健康の回復に貢献しているかアピールするうえでとても重要になります。

（2）減煙ができている患者さんへのコンサルテーション

「減煙」というと、禁煙に向けて努力していると思われがちですが、実際はニコチン依存症から抜け出しておらず、継続して口腔内に悪影響を及ぼしている状態です。しかしながら禁煙に向けて努力していることは事実であることから、その努力を認め、「断煙」に向けて再度コンサルテーションと支援を行います。

（3）まったく状況が変わらない患者さんへのコンサルテーション

喫煙が継続されていることから、歯周病その他の口腔

内疾患は悪化をたどると想定できるため、再度歯科的精密検査を行い、現状を患者さんに示します。そして、初回に行ったコンサルテーションならびに支援方法を見直し、初回とは異なる禁煙支援アプローチを検討します。

2 禁煙支援の実際―臨床例

ここからは、実際に市来歯科にて禁煙支援プログラムを実施した8例を紹介します。

禁煙支援成功症例

症例1：S.Mさん（図5）

【職業】　会社員　【性別】　女性　【年齢】　22歳

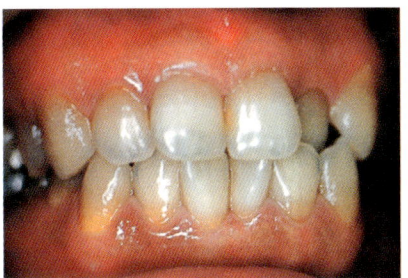

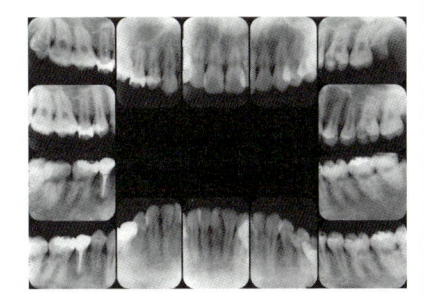

図5-a　禁煙前の正面観。
図5-b　禁煙前のデンタルエックス線写真。
図5-c　患者指導のようす。

【歯科的現病歴】
　4|の急性の歯髄炎のため痛みを訴えて訪れた。当日、急患処置、除痛のために軟化牙質の除去後、鎮痛歯髄壊死剤ペリオドンパスタを貼付した。
　次回の来院時に口腔内の精密検査を行った。臼歯部には歯周炎を認め、う蝕は11本を数えた。上顎の歯肉、特に歯間乳頭に軽度の黒変が認められ、下顎にも広範囲な歯肉の黒色が認められた。

【喫煙に関する情報】
　問診時のアンケート調査によると、18歳から喫煙を開始しており、現在1日に25本を常用しているという。また、起床後30分以内にたばこに手を出していることから、ニコチン依存度が高く、断煙には難しい症例である。
　マイクロスモーカーライザーの計測値は、22ppmであった。

【禁煙支援計画】
　ニコチン依存度が高いので、まず行動変容を期待する禁煙支援を試み、それでも断煙が困難な場合には、ニコチン代替療法であるニコチンパッチを処方する。
　この患者さんの場合、容姿を気にする年齢であることから、「パンキーの4つのボタン」における「ロマンス」に訴える方法、すなわち、
●喫煙は美容に悪影響を与える
●喫煙は歯肉の黒変や歯周病の悪化、不快な口臭にも大いに関係している
ことを動機付けの武器として、禁煙支援を行うことを計画した。

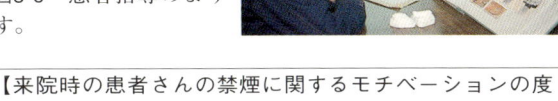

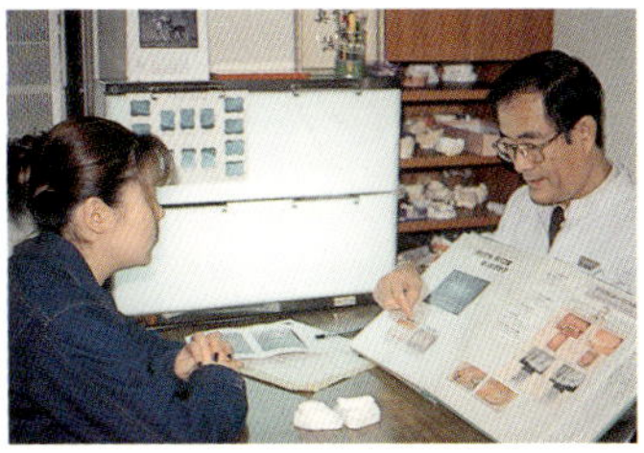

【来院時の患者さんの禁煙に関するモチベーションの度合い】
　初診時では特になし

【禁煙支援経過】
　全口腔内の治療説明の時間に、喫煙が及ぼす全身や口腔内への影響、ならびに当医院では禁煙支援プログラムがあることを説明した。歯肉の病変や黒色の変化には、指摘されて初めて気付いたそうである。その後は、禁煙の支援に大いに興味を抱き、歯の全体の治療も含めて、最後まで努力することを誓った。
　禁煙支援計画に基づき行動変容を期待する禁煙支援を実施したところ、ニコチン代替療法をまったく用いることなく、歯科治療終了時までに完全に禁煙できた。現在、禁煙の継続に向けた経過観察中である。

【本症例における考察】
　この症例の患者さんは、スライドや書籍などから視覚的に得られたたばこの害の知識に加え、初めて歯科医院で歯ぐきの変色が指摘されたことによるショックによって、禁煙に対するモチベーションが高まり、行動変容を起こすことができたものと思われる。

症例2：M.Mさん（図6）

【職業】 会社員　【性別】 女性　【年齢】 21歳

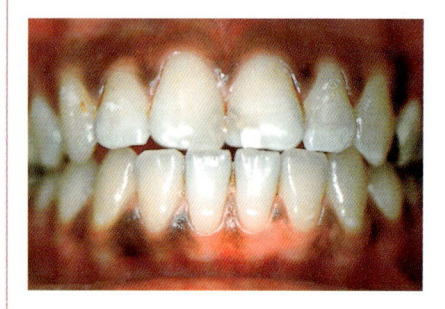

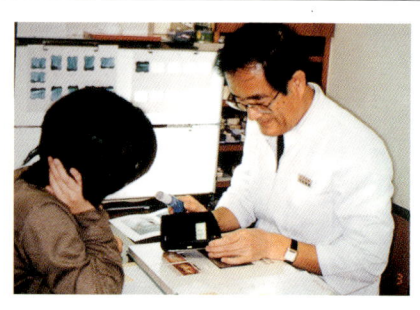

図6-a　禁煙前の正面観。
図6-b　マイクロスモーカーライザーを計測中のようす。

【歯科的現病歴】

5⏌の急性の歯髄炎のため痛みを訴えて来院した。当日、浸潤麻酔の上で抜髄。根管内に消毒剤貼付し応急処置を終えた。次回の来院時に口腔内の精密検査を行った。その結果、歯肉全体に3〜4mmのポケットが確認され、初期の歯周病であると診断された。う蝕は9歯であった。上下顎の歯肉部にはっきりとした広範囲の黒変が認められる。

【喫煙に関する情報】

問診時のアンケートでは、17歳から喫煙を始め、以後本数が増えていき、多いときは1日に40本もの喫煙を行っていたという。現在、少しずつ減らしているというが1日に20本は喫煙している。起床時すぐにたばこを吸ってしまうことから、ニコチン依存度は非常に高度であると思われる。これまでに何回も断煙を試みたが、失敗している。

マイクロスモーカーライザーで呼気中の一酸化炭素測定値は、17ppmと出た。

【来院時の患者さんの禁煙に関するモチベーションの度合い】

大変高度なニコチン依存症であると思われるが、禁煙をしたいという希望はもともと大きく、歯科治療に関するコンサルテーション時に喫煙問題を取り上げたところ、すんなりと耳を傾けてくれた。

【禁煙支援計画】

症例1と同様にニコチン依存度が高いので、まず行動変容を期待する禁煙支援を試み、それでも断煙が困難な場合には、ニコチン代替療法であるニコチンパッチを処方する。

この患者さんは、症例1と同様に年齢的にも若い女性であることから、容姿を気にする年齢であるため、
● 喫煙は美容や歯肉の黒変に悪影響を与える
● 初期状態の歯周病がこのままでは悪化する可能性が高い

ことを中心にカウンセリングを行う。つまり、「パンキーの4つのボタン」における「ロマンス」に訴える方法を、行動変容を引き起こす武器として、用いることを計画した。

【禁煙支援経過】

歯科的コンサルテーションの一環として歯肉の病変や黒色化した歯肉について解説を行い、加えて喫煙が及ぼす全身や口腔内への悪影響についても説明した。患者さんは、自身の口腔内の変化に初めて気が付いたとのことで、禁煙支援プログラムを紹介したところ、全体の歯の治療も含めて禁煙にも努力することを誓った。

禁煙支援計画に基づき行動変容を期待する禁煙支援を実施し、治療に来院するたびにカウンセリングを行った結果、1日の本数を減少させながら努力しているものの、まだ完全に喫煙は止められず、歯科治療がすべて終了した時点でも喫煙は継続されていた。

しかしながら、治療終了8ヵ月後の検診時に喫煙の状態をたずねてみたところ、3ヵ月前から彼女自身の努力で禁煙の成功に踏み切ることができ、現在もたばこに手を出さずにいるという。検診時のマイクロスモーカーライザーの数値は4ppmであることから、1本もたばこを吸わない数値の8ppm以下という正常な値を示していた。口腔清掃状態も良好に保たれ、ポケットも2mm以下に回復していた。

【本症例における考察】

この患者さんは、結果的に自力で禁煙を実現することができた。患者さんによると、最終的なきっかけは「風邪を引き胸が苦しかった」ことであり、そのときから1本も口にしなくなったという。

一般に、ニコチン依存度が高い人の場合、風邪が完治した時点で喫煙は再開されるものである。この患者さんが禁煙に成功することができたのは、

① かねてからの禁煙をしたいという願いが強かったこと
② 専門家による喫煙の害に関する詳細な解説が行われたこと
③ 自身の口腔内の現状と喫煙の関係を認識することができたこと

などから、喫煙の害そのものを患者さん自身の脳裏に印象付けることができたためと思われる。

すなわち、歯科治療という限られた時間の中で禁煙の実現が不可能であったとしても、正確な情報を的確に伝えることができれば（行動変容を起こさせる種を撒くことができれば）、患者さんを禁煙に導く可能性は存分にあることを認識した症例であった。

症例3：K.Sさん（図7）

| 【職業】 | 主婦 | 【性別】 | 女性 | 【年齢】 | 29歳 |

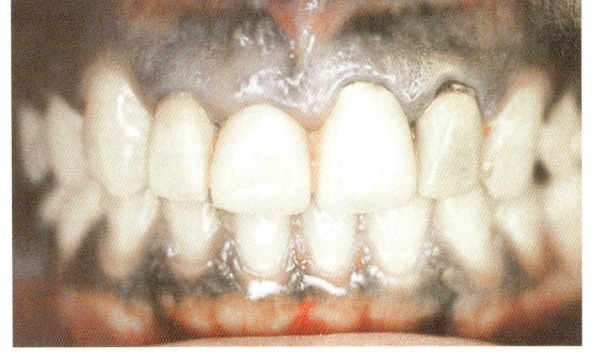

図7 禁煙前の正面観。たばこを吸い続けたために、歯肉がタールやニコチンの作用により、黒ずんでしまった。

【歯科的現病歴】
　歯肉が著しく黒変している。歯周病は中等度で、下顎前歯部の歯肉は腫脹している。上顎のポケットは4mm以上あった。う蝕も認められる。

【喫煙に関する情報】
　アンケートの結果、20歳から喫煙を始め、現在1日あたり15本のたばこを吸っているという。朝食後から喫煙を始めることから、ニコチンの依存度はやや高いと思われる。
　スモーカーライザーで測定した結果、17ppmの測定値であった。

【来院時の患者さんの禁煙に関するモチベーションの度合い】
　これまで喫煙が及ぼす健康への害はほとんど聞いたこともなく、また知らないという。「禁煙したい」などとはまったく思ってもみなかったという。

【禁煙支援計画】
　通法どおり、行動変容を期待する禁煙支援を試み、それでも断煙が実現できなければ、ニコチン代替療法であるニコチンパッチを処方する。
　ニコチン依存度はやや高めであるが、年齢的にも容姿を気にする主婦であると考えられるので、「パンキーの4つのボタン」における「ロマンス」に訴える方法、すなわち、
- 喫煙は美容にも歯肉の黒変にも悪影響を与える
- 中等度の歯周病をこれ以上悪化させないためにも、禁煙をすべきである

ことなどを動機付けの武器にして、禁煙支援を行っていこうと計画した。

【禁煙支援経過】
　コンサルテーション時に歯肉の黒変について指摘したところ、本人は歯肉の黒変には気付いていなかった。説明後、鏡を見た患者さんはショックを抱いたようで、初回のコンサルテーション時よりすぐに断煙を試みている。5ヵ月にわたる歯科治療時はもとより、現在も断煙は継続中であり、リコールにも応じている。

【本症例における考察】
　この症例は、う蝕や歯周病の進行よりも、歯肉の黒変を知ったそのショックが断煙の決断を促し、早期に断煙に踏み切ることができた。
　筆者個人の見解であるが、20歳代の喫煙患者のほとんどが喫煙の害に対する知識を持っておらず、外見上の美しさには熱心であるが、肝心の口腔内は不潔で衛生観念が低いようである。これは、若年者に対してより一層の情報発信の必要性を感じさせるばかりでなく、歯科医療従事者は口腔内疾患の予防の啓発と同時に、歯や歯肉の美しさも容貌に大いに関係していることを積極的に啓発する必要があるといえよう。参考までに、審美歯科の先進国である米国では、かなり以前から「スマイル運動」として口腔の美しさを説いている。

症例4：市来歯科に禁煙外来があると聞いて来院した姉妹（図8）

【性別】 女性　【年齢】 姉：34歳、妹：29歳

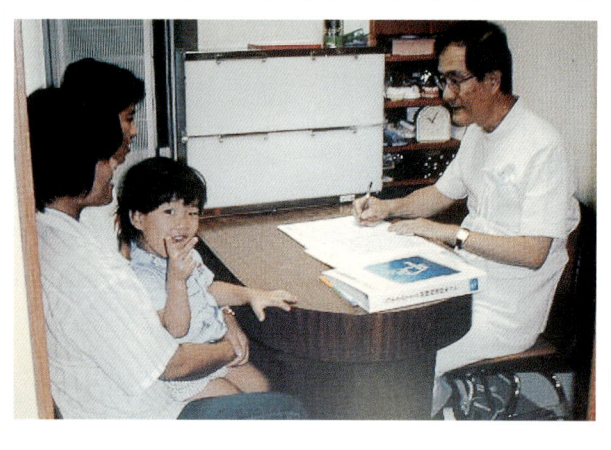

図8　治療終了後に、子どもの喘息の発作が起こらなくなったと報告を受けたときのようす。

【歯科的現病歴】
当院に禁煙外来があるのを知って来院されたため、歯科的現病歴はなし。

【喫煙に関する情報】
姉は1日に20～30本、18歳のころから吸い始めた。
妹は1日に30本、19歳のころから吸い始めた。
マイクロスモーカーライザーによる、呼気中の一酸化炭素値は、姉は18ppm、妹は33ppmを示した。

【来院時の患者さんの禁煙に関するモチベーションの度合い】
姉は恒常的な偏頭痛があり、妹はストレスが多く精神不安定で、両者ともに専門医に何度も通院したものの回復せず、これらの症状は喫煙が原因ではないかと考え、当医院に自発的に来院された。明確に禁煙したいという意志がある。

【禁煙支援計画】
通法どおり行動変容を期待する禁煙支援を行い、状況を見極めニコチン代替療法のニコチンパッチを処方する計画を立案した。
特に、来院時に3歳になる子どもをつれてきていた妹は、「パンキーの4つのボタン」における「自己防衛・自己保存タイプ」と思われ、家族に及ぼす害について詳細に説明を行うこととした。

【禁煙支援経過】
この姉妹は、自身の偏頭痛などの原因が喫煙にあるのではと疑いを抱いていたにもかかわらず、実際は喫煙の害についてほとんど知識がないことがわかった。
もともとモチベーションが高い姉妹であったため、通法どおり喫煙が全身ならびに口腔内へ及ぼす害について説明を行った。
また、ニコチン代替療法のニコチンパッチを紹介し、詳しく説明したところ、患者さんの関心度は大きく高まり、ニコチンパッチを用いた治療を希望した。
2ヵ月間（8週間）の治療で、姉妹は確実に禁煙が実現できた。

【本症例における考察】
治療最終日、子どもをつれていた妹が「ニコチンパッチの治療を開始するときに、以後たばこを1本も吸わないようにと言われました。日にちが経つと、驚くことに子どもの健康に変化が訪れました。実は、この子は喘息を持っていたのですが、発作がみるみる起こらなくなり、今はもうすっかり治ってしまったようです。感謝しています」と話された（図8）。
どちらも、喫煙の害に対する知識は皆無に等しく、専門家の指導ならびにニコチン代替療法が効を奏したものと思えるが、このように家族、特に子どもへ対する喫煙の影響も同時に理解できたことが、継続的な禁煙の成功につながっていったものと思う。

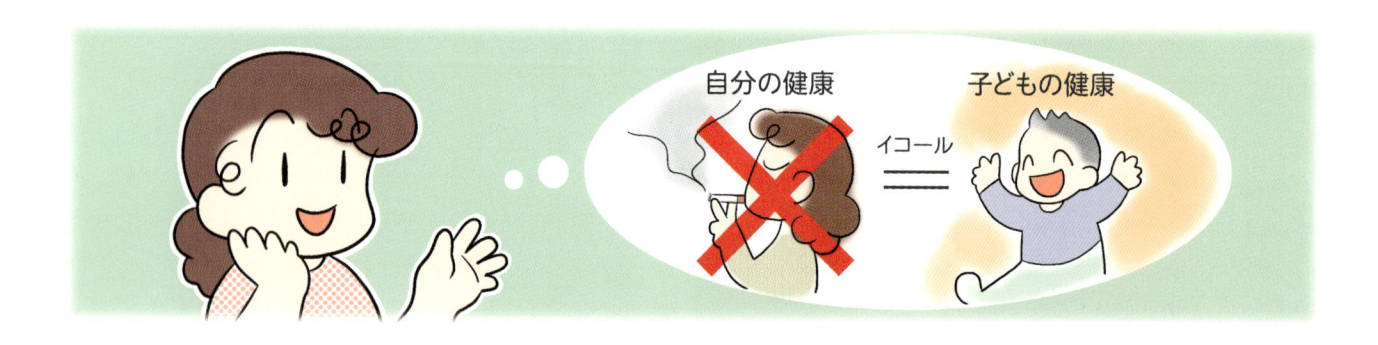

症例5：Y.Sさん（図9）

【職業】　会社員　【性別】　男性　【年齢】　58歳

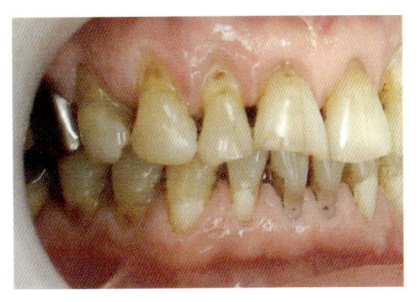

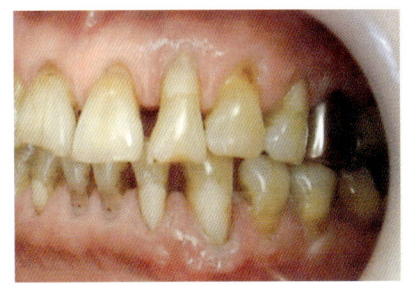

図9-a、b　禁煙前の左右側方面観。

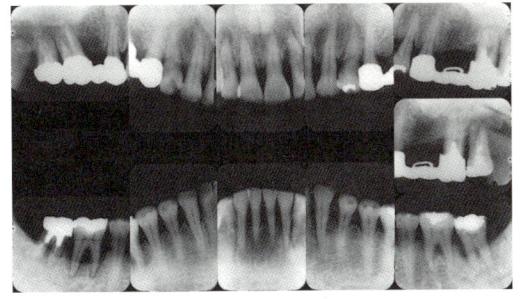

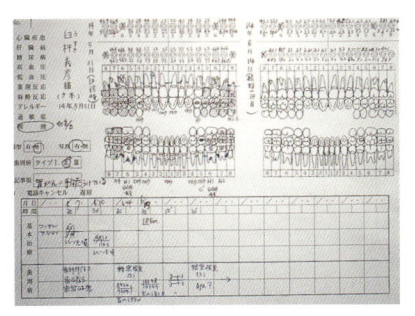

図9-c　禁煙前のデンタルエックス線写真。
図9-d　禁煙支援計画表。

【歯科的現病歴】
10日前から 7 8 が腫れだし、噛むと痛みがあるので来院した。前歯の歯周組織は健康のように見えるものの、精密検査の結果、大臼歯部ではポケットが15mmあり、エックス線写真でも歯槽骨の吸収が著しく進行していることがわかった。

【喫煙に関する情報】
18歳から喫煙を開始し、1日40本は吸うという。8年前に胃癌の摘出手術を受けており、医師に禁煙を勧められたものの止められず、現在に至っているという。
マイクロスモーカーライザーは、31ppmを示した。

【来院時の患者さんの禁煙に関するモチベーションの度合い】
胃のかかりつけ医者から断煙を厳しく言い渡されているものの、本人は無関心のような状態である。こちらから、再発予防のためにも断煙を指摘すれば、「そうですね」というように答えるのだが…。支援が強度に難しい患者さんに思われる。

【禁煙支援計画】
問診およびアンケートから、胃癌摘出手術受診後も喫煙を続けていることがわかったため、スムーズに彼を断煙に向かわせるきっかけを作るような治療計画を立案する必要がある。そこで、喫煙が全身ならびに口腔内に与える影響を説明したのちに、ニコチン代替療法を中心に支援体制を構築する計画を立案した。

【禁煙支援経過】
口腔内精密検査後のコンサルテーション時に、喫煙と健康への害、特に口腔との関係を説明した。本人は禁煙に大きな関心を寄せたものの、完全に禁煙はできず、減煙を心がけていると言う。
治療に来院の度に、耳元で喫煙の現状を聞いたり、喫煙の害を追加して話したりしている。ブラッシングが上達したのでポケットが浅くなっていることを賞賛したり、減煙している行為を励ましたりして、自分が褒められる快さで彼の心がさらに断煙に向かわないか模索中である。
本人の費用的な問題もあり、ニコチン代替療法の実施に至っていないものの、歯科治療ならびにリコールに応じて来院されていることから、現在経過観察中である。

【本症例における考察】
今回の症例は、胃癌の摘出手術まで行ってもたばこは別離できないという、ニコチン依存症がいかに恐ろしいかを改めて知らされたものであった。
しかしながら、Power Pointなどでまとめられた資料などを用いた説得力のある禁煙支援プログラムの実施により、かろうじて減煙に移行できたということは、適切な指導と、再来院時に繰り返し行われる動機付けの効果が着実に現れているものと思われる。
減煙は、ニコチン依存症からいまだ脱離できておらず、たばこによる影響を受けている状態であることから、今後完全断煙に向けて支援をさらにがんばろうと思っている。

第3部 実践！歯科からの禁煙支援

禁煙支援失敗例

症例6：T.Kさん（図10）

【性別】 男性　【年齢】 30歳

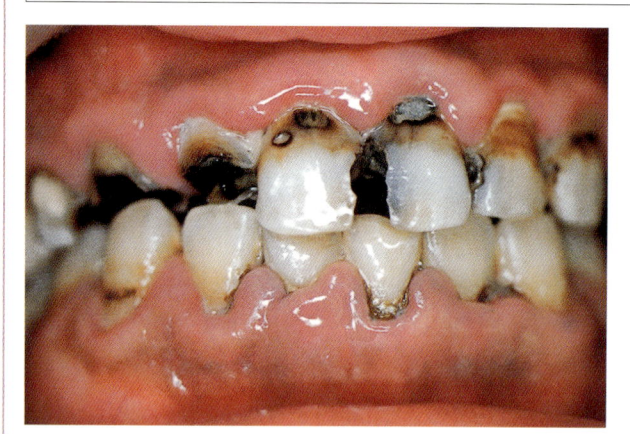

図10-a　禁煙前の正面観。

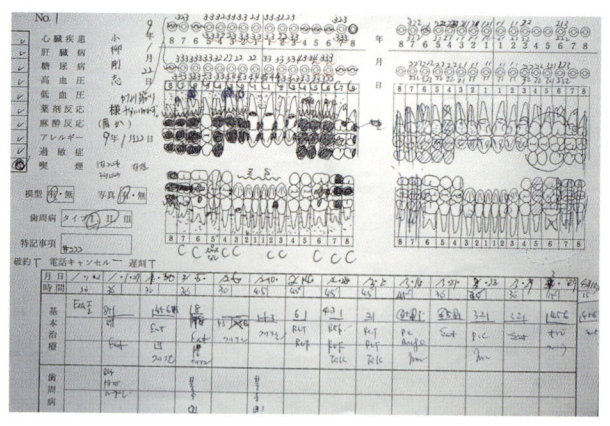

図10-b　禁煙支援計画表。

【歯科的現病歴】
　3|の歯肉の腫脹と疼痛の主訴で訪れた。ほかにもう蝕が多発し、残根が多数認められる。歯周病が悪化しているように見えるが、ポケット測定では最大4mmでほとんどが3mmであり、歯槽骨の吸収はあまり認められない。歯肉は黒ずんできている。

【喫煙に関する情報】
　21歳から吸い始め、1日20本は吸うという。起床後30分以内にタバコを吸うことから、ニコチンの依存度は高いといえる。
　マイクロスモーカーライザーの値は、28ppmであった。

【来院時の患者さんの禁煙に関するモチベーションの度合い】
　喫煙が及ぼす健康への害はほとんど聞いたこともなく、知らないという。

【禁煙支援計画】
　通法どおり行動変容を期待する禁煙支援を行い、最終的にはニコチン代替療法の導入も検討しなければならない可能性がある。
　う蝕も大変多いことから、歯科治療回数も多数回に及ぶことが想定でき、そのつどカウンセリングを行うこととした。

【禁煙支援経過】
　口腔内精密検査後のコンサルテーション時に、PowerPointを使ってビジュアル的に喫煙による全身ならびに口腔への害について説明した。歯科医師や歯科衛生士という健康の専門家からビジュアルな映像で説明されたことによって、本人は禁煙に大きな関心を寄せようになったようである。
　歯科治療来院時には、完全に禁煙はできないが、減煙を心がけているという。
　しかしながら、多数歯にわたるう蝕治療により通院回数も当然多くなり、治療半ばで通院が止まってしまった。
　そのため、完全禁煙に踏み切ったか否か、予後の観察は不可能となってしまった。

【本症例における考察】
　この患者さんは、口腔衛生観念に対し無知であったことから、このような最悪な口腔内の状態になってしまったのではないかと思われる。言い換えれば、健康の専門家や学校教師などによる保健衛生教育に浴すことができなかった被害者でもある。
　このようなことを踏まえ、最初から断煙のことをきつく説いても心を開いてくれないだろうと考え、時間をかけながら口腔の衛生や、口腔に及ぼす喫煙の害の知識を上げることにした。結果的に、断煙に対するモチベーションの形成は成功したものの、途中で歯科治療を断念してしまったということは、この患者さんへの接し方に何か至らないことがあったのだろうかと反省している。

症例7：I.Mさん（図11）

| 【職業】 | 自営業 | 【性別】 | 男性 | 【年齢】 | 40歳 |

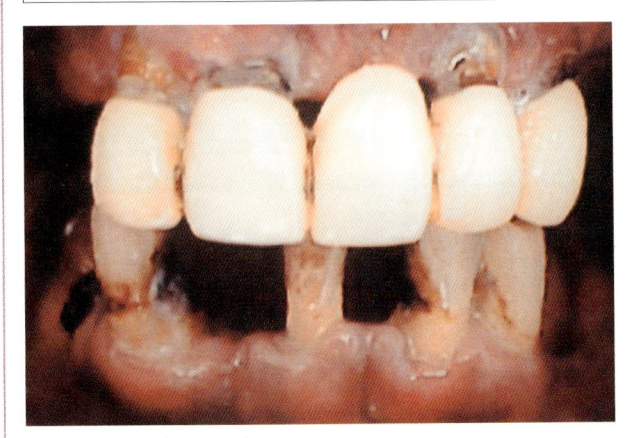

図11-a　禁煙前の正面観。

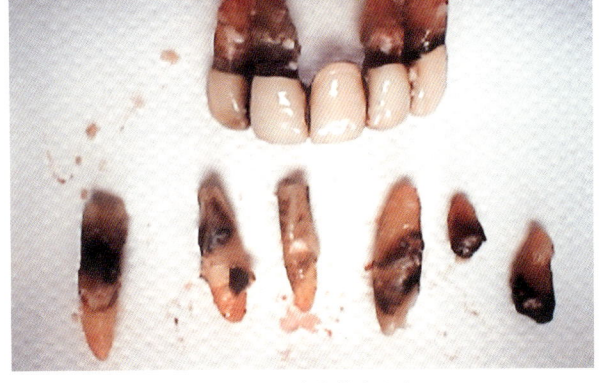

図11-b　保存不可能をなった歯を抜去した。

【歯科的現病歴】

 |3が2日前から痛み出し、売薬を服用していたものの疼痛が激化して来院した。3 2 1|2 3のHJKブリッジであり、5 4|は残根状態、3|2 3が残存していた。上下顎共に高度な歯周病に罹患している。プラークは口腔内のいたるところに著しく付着している。

 朝晩はブラッシングを実行していると言うが、歯科衛生士の確認では、歯冠部だけにしかブラシは当たってないという。エックス線写真診査などの精密検査では、どの歯も要抜歯となり、最終的に総義歯を選択するほかなかった。

【喫煙に関する情報】

 15歳の頃から喫煙を始め、現在は、1日80本（4箱）吸っている。これまでに禁煙したことはない。ニコチン依存症は非常に強度であり、そのためにたばこはひとときも離すことができない。

 マイクロスモーカーライザーの値は、35ppmを示した。

【来院時の患者さんの禁煙に関するモチベーションの度合い】

 禁煙に関するモチベーションは皆無に等しく、この患者さんへのモチベーションの形成は非常に難しいものと思われた。

【禁煙支援計画】

 ニコチン依存症が強度であるから、口頭だけでの禁煙支援は非常に難しいと思えた。そこで、ニコチン代替療法を大いに利用する価値があると思った。

【禁煙支援経過】

 綿密な検査と診断後、現在の残存歯は保存できないこと、その原因となっているものの1つに喫煙問題があることなどを説明し、今後の治療計画について説明をした。同時に喫煙が及ぼす全身への害などを説明した。

 マイクロスモーカーライザーを使用しながら禁煙支援を行ったものの、患者さんはまったく関心を示さなかった。また、禁煙のみならず、全身管理や歯に対してもまったく関心を示さず、治療途中の仮義歯を装着した段階で来院をしなくなった。最終来院日のスモーカーライザーの値は35ppmの高い値を示したままであった。

【本症例における考察】

 本人はこれまで、つねに歯科医院に通院して治療を受けたと思われる。しかしながら、以前の歯科医院ではう蝕、歯周病予防のための口腔衛生指導はほとんど受けていなかったという。もちろん、喫煙の害の指導もなく、当院に訪れて初めていろいろと指導を受けてよかったと語っている。しかしながら行動変容を導くことができなかったことに、反省点が多分にあろう。

 歯科的治療計画では、歯を抜く前に上下の仮の総義歯をまず作ってから、抜歯直後にでき上がっている仮義歯を装着することを患者さんから了承を得た。計画通り、抜歯後に仮義歯も装着したものの、患者さんは総義歯がこんなにも窮屈で大変なものであるかを初めて体験をしたらしく、ショックを受けたようだった。調整に数回来院したものの、義歯が不服のようで、いつしか来院しなくなってしまった。

 この症例のように、初診時のモチベーションの高低と共に、歯科治療の規模によって禁煙指導どころではなくなってしまう患者さんもいる。現在の健康への無関心さ、そして利己主義さは、まさにニコチン依存症のなせる業であったろうか。

症例8：H.Mさん （図12）

【職業】 無職　【性別】 男性　【年齢】 16歳

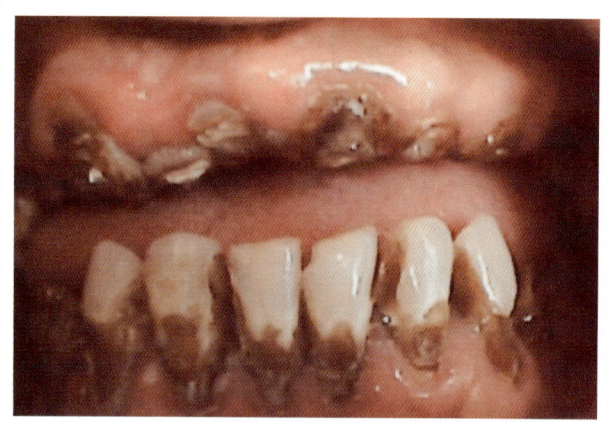

図12　禁煙前の正面観。

【歯科的現病歴】
奥歯が痛いということで来院された。診察すると、全顎的に重症のう蝕がある。主訴の6は残根状態で周囲の歯肉も腫脹していた。まず主訴の歯を、消炎、鎮痛処置を施したものの、歯周病も悪化しており下顎前歯の歯肉も著しく後退していた。ほかの歯肉も多数、急性の炎症を起こしていることから、多数回にわたる治療が必要であると思われる。

【喫煙に関する情報】
1日30本は吸うというヘビースモーカーである。診療中、つねにたばこの異臭と、ときどきシンナー臭もしていた。
マイクロスモーカーライザーの値は、25ppmであった。

【来院時の患者さんの禁煙に関するモチベーションの度合い】
患者さん本人は、歯科医院に来てまさか禁煙指導を受けるとは知らなかったようで、その話を聞くのもわずらわしく思っていたようである。

【禁煙支援計画】
まず、通法どおり行動変容を期待する禁煙支援プログラムを実施し、経過をかんがみ、ニコチン代替療法の実施を検討することとした。

【禁煙支援経過】
初回来院時に、診断の結果と治療方針を伝え、同時に口腔疾患予防の説明と、喫煙を継続することにより今後重篤な全身疾患にも発展する恐れがあるということを解説した。特に、資料を用いて視覚的に喫煙の害の病状などについて解説したところ、ショックを受けたようだった。本人は禁煙することについて大変関心を持ったようであり、今後のモチベーションのあり方しだいでは確実に断煙に踏み切ることができると思われた。

しかし、ニコチン依存症が非常に強度とみえて禁煙に踏み込めず、診療時間中でもたばこ臭は消えなかった。

患者さんにはニコチン代替療法（ニコチンガム・ニコチンパッチ）も紹介してあったのだが、患者さんは親と疎遠状態で、自分が稼ぐアルバイトの収入だけでは歯の治療代が精一杯であり、ニコチン代替療法に踏み切ることができなかった。

結局は、それ以上の歯の治療も長続きせず、来院しなくなった。

【本症例における考察】
まず、この患者さんの口腔内疾患を完治させることができず、非常に心残りを感じている。

さて、最近、このような若年者が増加してきていると感じるのはわたしばかりだろうか。すべて治療に保険診療を応用しても、この症例のようにこれほどの多数歯の治療には莫大な治療費がかかり、収入の乏しい若者にとっては大変なことである。

長年の国をあげての公衆衛生事業や個人に対する生活習慣病予防の施策が優れ、喫煙率もう蝕罹患率もはるかに少ない先進諸国に比べて、まだまだ対症療法といわざるを得ない日本の歯科医療の問題点が、この患者さんの口腔内に現れているように思えてならない。早急に、EBMにのっとったこれらの施策がとられることを切に望んでいる。

第4部

禁煙支援に活かせる！周辺知識

1章 たばこが全身疾患に与える影響

高橋裕子／奈良女子大学教授・京都大学予防医療クリニック

喫煙関連疾患による死亡率の増加を超過死亡と呼び、1995年には全世界で312万5千人が、日本国内では9万5千人が超過死亡しているといわれています。これは死亡者全体の12％にものぼる数字で、健康被害のみならず火災などによる損失も莫大な額にのぼります。壮年期の死亡の1/3～1/2は喫煙が関連しているといわれますが、ほとんどすべての喫煙関連疾患において、1日喫煙本数が多いほど死亡は増加することが報告されています[1]。

たばこの煙に含まれる成分のうち、有害物質として認定されているものは200種類にのぼり、そのうち40種類以上が発癌物質です。その中には猛毒のシアン化水素や、ダイオキシンなども含まれ、中でも健康有害性が大きいのがタール、ニコチンと一酸化炭素（CO）、そして各種刺激物質と微細粒子です[2,3]。

1 癌との関連

タールは、有機物を熱分解するときに生じるもので、体内に吸収されることはほとんどありません。付着部位で接触による上皮の発癌物質や発癌を促進するほか、一部は体内に吸収されて膀胱発癌物質として働きます[2]。喫煙の継続により吸入するタールはかなりの量に達し、全身の癌の発生が増加します。

癌の発生と喫煙の関連については膨大なデータがありますが[4～9]、50歳以下の肺癌の発症に関する研究で、肺癌のうち扁平上皮癌がBrinkman指数（1日喫煙本数×喫煙年数）が600を越えると発症率が21倍以上にもなることが示されています。1日喫煙本数と癌死亡の関連は、英国男性医師においては口腔咽頭喉頭癌、食道癌、直腸癌、肺癌、骨髄性白血病[10]、日本人男性において口腔癌、食道癌、喉頭癌、前立腺癌、日本人女性においては口腔癌、直腸癌、肝臓癌、子宮頸部癌、卵巣癌において認められています[11]。

2 循環器疾患への影響

喫煙によってコレステロールの変性が促進されるほか、喫煙は血管内膜・中膜の肥厚をきたし、動脈硬化を促進します[12～15]。これが一酸化炭素による酸素欠乏や血管異常収縮とも相まって循環器疾患のリスクを増大させますが、その際にも喫煙本数との関連が示されています。

脳卒中の発症は男女とも1日喫煙量が多いほど増加します（図1）[16,17]。また日本人男性においては、1日喫煙量が多いほど心疾患死亡率（図2）が多いことがわかっています。わが国では脳卒中死亡率と心疾患死亡率がほぼ同等ですが、その両方に喫煙が大きく影響していることがわかります[18]。この傾向は、喫煙開始年齢が早いほど上昇するため、若年で喫煙を始めた場合、壮年期になってからの健康への影響は深刻となることが予測されます。

そのほか、閉塞性動脈硬化症やバージャー病は、ヘビースモーカーに多いことが報告されています[19,20]。

3 呼吸器疾患への影響

たばこの煙に含まれる微細粒子のほか、アルデヒド、アセトアルデヒド、アクロレインなどの刺激物質が気管支腺を刺激するうえ、線毛上皮を障害して慢性の炎症を起こし、煙や刺激物質を吸い込んでも排出しなくなって、発癌物質やタールが蓄積しやすくなります。3ヵ月以上続く咳と痰、息切れといった呼吸器症状は、1日喫煙本数が増加するほど、また高年齢になるほど増加します[21]。

慢性閉塞性肺疾患、気管支喘息、自然気胸などの呼吸器疾患においても、喫煙はリスクを高めることがわかっています[22～24]。10～15％の喫煙者にたばこ煙感受性があり、慢性閉塞性肺疾患に進展してゆくといわれていま

喫煙が全身疾患に与える影響

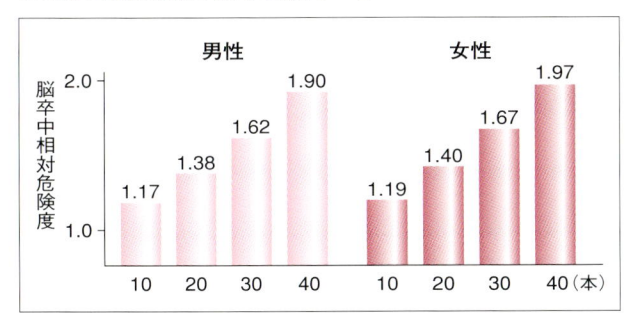

図1　1日の喫煙本数別脳卒中相対危険度予測値（年齢血圧調整済）。脳卒中相対危険度は男女とも1日の喫煙量が多いほど増加する（参考文献1、16より引用）。

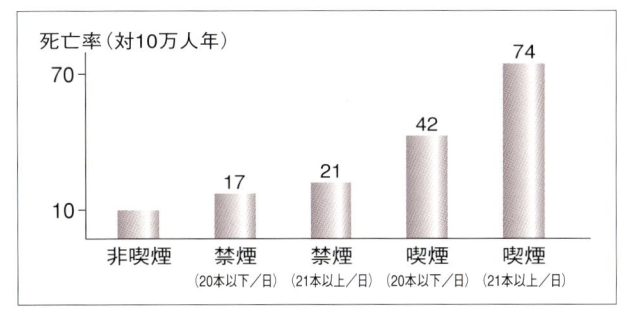

図2　喫煙習慣別の年齢調整心疾患死亡率。心疾患危険度は1日の喫煙量が多いほど増加する。男性30～64歳、39,802人の14年間の追跡調査による（参考文献18より引用改変）。

す。自然気胸は1日喫煙本数との関連が認められ、自然気胸の80％は喫煙が関連したものといわれています[25]。

4　その他の疾患との関連

喫煙は胃腸の血流量の低下により、消化性潰瘍の治癒遷延をもたらし、再発率を増加させます[26]。

またインスリン非依存型糖尿病の発症において、1日喫煙量との関連が指摘されています[27]。なおインスリン非依存型糖尿病での糖尿病性腎症の発症や悪化は、喫煙と関連することも示唆されています[28]。

骨粗しょう症は、1日喫煙本数や喫煙年数が増えるほどリスクが増大します。喫煙は血中のエストロゲンを減少させて骨吸収・骨形成の不均衡を招くことや、カルシウムの吸収低下を招くことが関与すると考えられています[29]。

また喫煙者は、皮膚の老化やシワが多くみられますが、これは喫煙によってビタミンCが破壊されることや、皮膚血流が低下することに関連しています。

なお、喫煙者に少ない疾患としてパーキンソン病と潰瘍性大腸炎があげられます。パーキンソン病ではニコチンの投与によって症状が短期間改善しますが、これはニコチンによるドーパミン産生の促進によると考えられています。潰瘍性大腸炎の場合は、20歳前後での喫煙によるリスクの増加を指摘する報告もあり因果関係ははっきりしませんが、潰瘍性大腸炎においては1日喫煙本数が多いほど発症リスクが低下します。他の治療法と併用したニコチンパッチが有効との報告もあるものの、その作用メカニズムに関しては不明な点も多いのが実情です[30,31]。

またアルツハイマー病の発症は喫煙者で少ないとの報告もありますが、近年になってこのデータの信憑性が疑われています。喫煙によって引き起こされる脳血流の低下（喫煙者では非喫煙者より最大12％も脳への血流は減少）や脳血管障害により、痴呆による死亡は喫煙者に多いことがわかっています[32,33]。

5　受動喫煙と妊娠出産への影響

たばこの煙で周囲の人に流涙、眼のかゆみ、鼻汁、咳、頭痛などが引き起こされることは日常的に観察されることですが、これは主流煙がpH 6前後であるのに比べ、副流煙はアルカリ性で粘膜刺激性が高いことによります[34]。

肺癌、副鼻腔癌、子宮頸癌の発症において、周囲の喫煙者の喫煙本数が増加するほど受動喫煙による発症リスクが増大することが示されています[35,36]。虚血性心疾患への受動喫煙の影響は肺癌よりもさらに明確で、たばこを吸わない人の心筋梗塞の死亡のうち、20％は周囲の人のたばこの煙が原因といわれています[37]。

また3歳児の喘息様気管支炎は、家庭内喫煙がない場合に比べ、20本以上喫煙する家族が同居する場合は2倍に、母親が喫煙する場合には3倍に増加します[37]。

妊娠時の喫煙では、一酸化炭素による低酸素血症と胎盤を通過する有害成分により、早産や周産期死亡の比率が1.2～1.4倍に増加しますが、妊婦本人の喫煙だけでは

なく、家族や周囲の喫煙によっても低体重児など、胎児の発育遅延が1.2倍に増加することがわかっています。妊娠初期までに禁煙すればこのリスクは改善します[38〜42]。さらに乳幼児突然死症候群は生後1年以内の乳幼児の重要な死因ですが、妊娠中や出生後の母親や周囲の喫煙本数が増加するほどリスクが増大すると考えられています[43]。

参考文献

1. 厚生省．喫煙と健康―喫煙と健康問題に関する報告書　第2版．東京：保健同人社，2002．
2. Wynder EL, Hoffmann D.Tobacco and health：a societal challenge.N Engl J Med 1979；300(16)：894-903.
3. Stock SL. Risks the passive smoker runs. Lancet 1980；2(8203)：1082.
4. 平山雄．予防がん学　その新しい展開．東京：メディサイエンス社，1987．
5. US Public Health Service. Smoking and Health. Report of the Advisory Comittee to the Surgion General of the Public Health Service. DEHW Public Health Service Publ　1964；1103.
6. Tsugane S, Watanabe S, Sugimura H, Arimoto H, Shimosato Y, Suemasu K. Smoking, occupation and family history in lung cancer patients under fifty years of age.Jpn J Clin Oncol 1987；17(4)：309-17.
7. Sobue T, Suzuki T, Fujimoto I, Doi O, Tateishi R, Sato T. Prognostic factors for surgically treated lung adenocarcinoma patients, with special reference to smoking habit.Jpn J Cancer Res 1991；82(1)：33-9.
8. Doll R, Peto R. The causes of cancer：quantitative estimates of avoidable risks of cancer in the United States today.J Natl Cancer Inst 1981；66(6)：1191-308.
9. Ramstorm LM. Prevalance and other dimensions of smoking in the world. In：Bollinger CT, Fagerstorm KO. The Tobacco Epodemic. Basel：Karger, 1997；64-77.
10. Doll R, Peto R, Wheatley K, Gray R, Sutherland I. Mortality in relation to smoking：40 years' observations on male British doctors.BMJ 1994；309(6959)：901-11.
11. Akiba S, Hirayama T. Cigarette smoking and cancer mortality risk in Japanese men and women--results from reanalysis of the six-prefecture cohort study data.Environ Health Perspect 1990；87：19-26.
12. 飯島稔他．わが国の循環器疾患の発生におよぼすHDLコレステロールの影響．厚生の指標　1981；28(10)：3．
13. 柴田博，須山靖夫，松崎俊久．High Density Lipoproteinコレステロールに関する因子の解析．老年医誌　1981；18：456．
14. Reed DM, MacLean CJ, Hayashi T. Predictors of atherosclerosis in the Honolulu Heart Program. I. Biologic, dietary, and lifestyle characteristics. Am J Epidemiol 1987；126(2)：214-25.
15. Ohkubo C. Some acute cardiopulmonary effects of mainstream and sidestream cigarette smoke in man.Prev Med 1982；11(2)：173-86.
16. Wolf PA, D'Agostino RB, Kannel WB, Bonita R, Belanger AJ. Cigarette smoking as a risk factor for stroke. The Framingham Study.JAMA 1988；259(7)：1025-9.
17. Kawachi I, Colditz GA, Stampfer MJ, Willett WC, Manson JE, Rosner B, Speizer FE, Hennekens CH.Smoking cessation and decreased risk of stroke in women. JAMA 1993；269(2)：232-6.
18. 上島弘嗣．特別報告―1980年循環器疾患基礎調査の追跡研究 (NIPPON DATA)日循環協議　1997；31：231-237．
19. Dawber TR. The Framingham Study：the epidemiology of atherosclerotic diseases. Harverd University Press 1980；267.
20. 平山雄．喫煙と動脈硬化の関係に関する疫学的研究―約27万人の40歳以上の成人の13年間継続観察成績を中心に．最新医学　1981；36：798．
21. Flecter C, Petro R, Tincker C, Speizer FE. The natural history of chronic bronchitis and emphysema. Oxford University Press 1982.
22. Knott VJ, Venables PH. EEG alpha correlates of non-smokers, smokers, smoking, and smoking deprivation. Psychophysiology. 1977；14(2)：150-6.
23. 川根博司．呼気中CO濃度測定を利用した禁煙指導．日本医師会雑誌 1996；11(4)：61-364．
24. 日本呼吸器学会COPDガイドライン作成委員会．日本呼吸器学会COPDガイドラインCOPD(慢性閉塞性肺疾患)診断と治療のためのガイドライン．東京：メディカルレビュー社，1999．
25. BBense L, Eklund G, Wiman LG.Smoking and the increased risk of contracting spontaneous pneumothorax. Chest 1987；92(6)：1009-12.
26. Kato I, Nomura AM, Stemmermann GN, Chyou PH. A prospective study of gastric and duodenal ulcer and its relation to smoking, alcohol, and diet. Am J Epidemiol 1992；135(5)：521-30.
27. Kawakami N, Takatsuka N, Shimizu H, Ishibashi H. Effects of smoking on the incidence of non-insulin-dependent diabetes mellitus. Replication and extension in a Japanese cohort of male employees.Am J Epidemiol 1997；145(2)：103-9.
28. Savage S, Nagel NJ, Estacio RO, Lukken N, Schrier RW. Clinical factors associated with urinary albumin excretion in type II diabetes.Am J Kidney Dis 1995；25(6)：836-44.
29. Burger H, de Laet CE, van Daele PL, Weel AE, Witteman JC, Hofman A, Pols HA. Risk factors for increased bone loss in an elderly population：the Rotterdam Study.Am J Epidemiol 1998；147(9)：871-9.
30. Corrao G, Tragnone A, Caprilli R, Trallori G, Papi C, Andreoli A, Di Paolo M, Riegler G, Rigo GP, Ferrau O. Risk of inflammatory bowel disease attributable to smoking, oral contraception and breastfeeding in Italy：a nationwide case-control study.Int J Epidemiol 1998；27(3)：397-404.
31. Calkins BM. A meta-analysis of the role of smoking in inflammatory bowel disease.Dig Dis Sci 1989；34(12)：1841-54.
32. 窪田和雄，松沢大樹，山口龍生．脳の老化に及ぼす喫煙の影響1―喫煙と脳血流　133Xe吸入法による測定．日本老年医学雑誌 1985；22(3)：245．
33. Hirayama T. Large cohort study on the relation between cigarette smoking and senile dementia without cerebrovascular lesions. Tpbacco Control 1992：176-179.
34. 上島弘嗣，小澤秀樹．日常の身体活動が動脈硬化の予防因子及び促進因子に与える影響．体力研究　1981；62：17．
35. 箕輪真澄．成人における受動喫煙の健康影響．公衆衛生研究 1992；41：149-172．
36. Hirayama T.　Life-style and Mortality. A large Scale-Based Cohort Studyin Japan. Basel：Krager, 1990.
37. Steenland K. Passive smoking and the risk of heart disease. J.A.M.A. 1992；267：94-99.
38. 伊藤桂子，竹内さよ，小川浩他．家族の喫煙と小児の呼吸器疾患について（第2報）．日本公衛誌　1981；28：493．
39. Howe G, Westhoff C, Vessey M et al. Effects of age, cigarette smoking and other factors on fertility. Findings in a large prospective study. BMJ　1985；290：1697-1700.
40. Adena M A, Gallagher H G. Cigarette smoking and the age at menopause. Ann Hum Biol　1982；9：121.
41. 斎藤麗子．妊婦と夫の喫煙状況と出生時への影響．日本公衛誌 1991；38：124-131．
42. Frazier T M, Davis G H, Goldstein H et al. Cigarette Smoking and Prematurity：a Prospective study. Am J Obstet. Gynecol　1961；81(5)：988-995.
43. Blair PS Fleming PJ, Bensley D dt al. Smoking and the sudden infant death syndrome：results from 1993-5 case-control study for confidential inquiry into stillbirths and deaths in infancy. BMJ 1996；313：195-198.

2章 喫煙率の推移と社会背景

尾﨑哲則／日本大学教授歯学部医療人間科学教室

1 日本における喫煙率の推移

近年、日本での喫煙率は低下する傾向にあります。男子の喫煙率は1989年ごろから徐々に低下する傾向が見られましたが、1993年からは上昇する方向へ変化し、その後60%前後で推移しています。年代別にみると、ほとんどの年で20～30代に向けて上昇し30代でピークを迎え、以後低下するという傾向は変わっていません。一方、女性の喫煙率は徐々に上昇する傾向がみられ、1997年では20代では約20％になっており、若年者に高い傾向があります（図1）。このような状況は欧米諸国では数十年前に経験された状態であり、喫煙問題に関しては、日本では欧米諸国に比べかなり遅れていると言わざるをえません（表1）。

2 若い女性の喫煙率が増えてきたその理由

さて、若い女性における喫煙率が増えてきた背景には、2つの要因が考えられます。

1つは、社会における性的な差がなくなりつつあり、女性の喫煙に対する考え方も変化してきたためであるとも思われます。かつては、女性は人様の前でたばこを吸うなどということをしてはならないといった道徳感的な見方や考え方がありましたが、男女平等の社会からすると、この考え方は受け入れられないものであることは納得がいきます。

もう1つは、たばこ広告の巧みな戦略によるものがあると思われます。禁煙・防煙運動の盛んな欧米のたばこ産業は、売上をカバーするために日本などアジア各国における積極的な販売戦略を展開しています。元来、日本の女性は10％程度の喫煙率でしたので、若い世代、特に女性が喫煙者になればこれから長い間お得意さまとなるからと踏んだのか、「たばこはファッション」という宣伝を強化し始めました。

もちろん、医学的な研究に基づいたたばこの害について欧米各国のように情報があれば歯止めをかけることができたかもしれませんが、残念なことに日本ではそういった情報はなかなかわたしたちの目に触れません。そのため華やか、さわやかなCMの影響が強くなり、若い世代は誤った選択をしてしまいます。

なお、日本ではテレビCMについては時間帯の規制、未成年者・女性向けの新聞・雑誌での広告活動の規制などがしかれてはいるものの、たばこ広告はたばこ産業による自主規制にゆだねられており、世界トップクラスのたばこの販売量も、なお増え続けています。

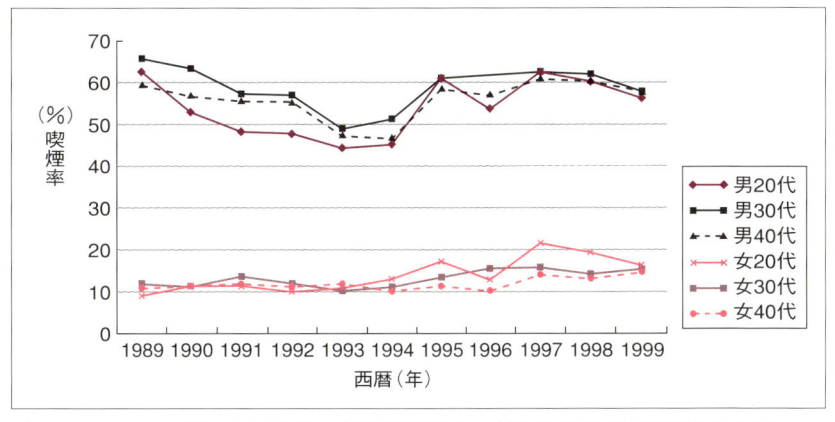

図1 1989～1999年における性・年齢別喫煙率の年次推移（国民栄養調査より）。

表1 各国の男女別の喫煙状況（WHO—1997年のまとめより引用改変）。

国名	男性（％）	女性（％）
日本	55.1	13.3
フランス	40	27
ドイツ	37	22
イギリス	28	26
イタリア	38	26
アメリカ	28	23
スウェーデン	26	25
オランダ	37	30
カナダ	32	29

3 高い喫煙率を支えるもう1つの要因

　欧米各国と比較して日本での喫煙率が高い理由として、もう1つ忘れてはならないことがあります。それは、たばこの製造・販売について規定している法律である「たばこ事業法」の第一条にある、経済的な側面です。

　たばこ事業法第一条には、「財政収入の安定的確保および国民経済の健全な発展に資すること」と記載されています。すなわち、日本におけるたばこの位置付けが、税収として期待できるものということです。いうなれば、国民の健康よりも税収が優先されているわけです。

＊　＊　＊　＊　＊

　日本における高い喫煙率は、基本的には喫煙のもつ健康被害への知識や配慮が、ほとんどなされていないために起こっていると考えられます。確かに公共施設や交通機関などでは、全面禁煙、禁煙時間帯の設定、喫煙コーナーの設置など、喫煙抑制に向かう大きな流れが、ようやくできつつあるという感じはあります。しかし、たばこの煙がもうもうと立ち込める職場は、まだ少なからずあり、道路や駅でのポイ捨ては後を絶ちません。

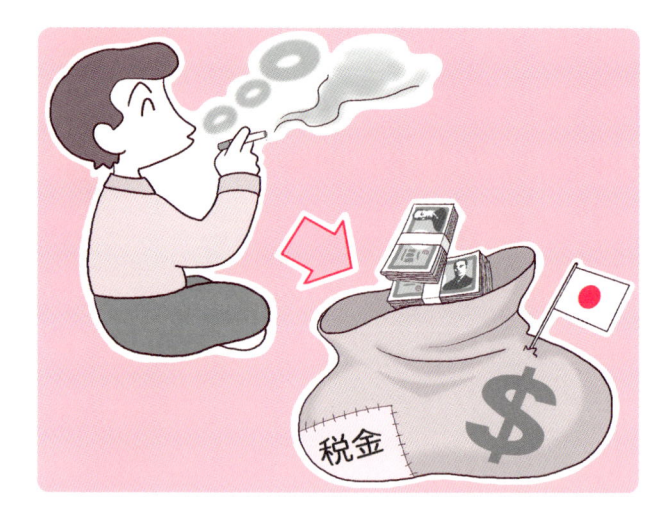

　喫煙に関しては、先進国の仲間入りはもう少し待たなければならないようです。

COLUMN

未成年者の喫煙状況

　「92万4千人の未成年者がたばこを吸っている」と、1999年11月に厚生省(当時)の「喫煙と健康問題に関する実態調査」に発表されました。それによると、15～19歳の喫煙人口は男子が19％、女子が4％もたばこを吸っていると計算されています。

　今や、自動販売機やたばこの広告はどこの町や村にもあふれ、未成年者は自由に自動販売機やコンビニでたばこを購入することができます。制服姿で生徒が喫煙していても大人は注意しなかったり、カラオケルームなどたばこを吸える場所が中学・高校生に提供さていることなど、未成年者喫煙を促進する環境はどこにでもあります。

　10代からの喫煙経験者は、たばこ依存症になる可能性や肺癌、心臓病による死亡率も6倍近くも高いことが疫学調査(国立がんセンター)からもはっきりしています。

　厚生労働省の情報(簑輪真澄ら「未成年者の喫煙行動に関する全国調査報告書」)によると、青少年の喫煙率(「この1ヵ月にたばこを吸ったことがある」と答えた者の割合)は、中学生以上になると年齢と共に急速に上昇し、全国調査では高校3年男子約27～37％、女子約5～15％に達しています。彼ら彼女らは、たばこを自動販売機や小売店で容易に入手しています。また、最近の調査では、驚くことに小学校6年生では「親が勧めたので」という回答が上位4位を占め、たばこを吸っていることを知っている親は約半数ですが、そのうち注意した親はそのうちの半数にも満たなかったという結果も多く発表されてくるようになりました。未成年の喫煙行動は、友人、親、兄弟、教師などの喫煙と密接な関係があることも警告されています。それらの中で、未成年者喫煙が増えている原因は家庭での"黙認"もあるとも指摘されています。筆者が講演を行った中学校の校長先生から、先生が家庭を訪問すると、子どものために灰皿が用意してあり、外で吸わせないためだと母親が自分の家庭での教育を誇るように言っていたという話も聞いています。

　また、もう1つ深刻な問題になっているのが女子の中・高校生の喫煙の増加です。今ではみんなが集まると"何となく吸う"という動機のない喫煙になっているといわれています。母親の喫煙が女子中・高校生に与える影響が大きいという調査結果(「未成年者の喫煙行動に関する全国調査報告書」)も出されていますし、また、"女はカッコ、男はナカマ"と、喫煙の動機を見出しにした他県の高校新聞もありました。

　これらからわかるように、未成年者の喫煙問題には、社会環境、家庭環境が多分に関係しています。「喫煙を推奨している」ともいえるこれらの環境から未成年者を救出するには、やはり正しい知識をどれだけ伝えるか、ということになります。

　わたしたち歯科医師・歯科衛生士は、口腔のみならず、全身の健康の専門家でもあります。歯科医院のみならず、学校歯科衛生指導の際に、是非とも喫煙の害について触れていただきたいと思います。

(市来英雄)

3章 日本の歯科界における取り組み
―日本口腔衛生学会による禁煙宣言―

埴岡　隆／福岡歯科大学口腔保健学口腔健康科学分野教授

「健康日本21」の中で歯科2大疾患の1つ"歯周病"が取り上げられたことは記憶に新しいと思います。特に「喫煙の健康影響についての知識の普及」の基準値として歯周病がピックアップされたことは、注目に値します。さらに、「喫煙は歯周病の重要な危険因子であり、禁煙支援は行政サービスとしてのみならず、かかりつけ歯科医などによる医療サービスの場を活用してすべての市町村で受けられるようにする。専門職能団体や学術団体も、それぞれの役割と責任において歯周病予防のためのたばこ対策を推進する。また、保健従事者および教育者は、国民に対する模範としてみずから禁煙に務めること。そして、歯周病に罹患している者については、必要に応じて禁煙支援指導を行っていくことが重要である。」と特記されていることから、国も禁煙と歯周病予防の関係を明らかにし、積極的に予防に取り組もうという姿勢が明確に打ち出されました。

しかし、これまで日本の歯科界による喫煙問題に対しての取り組みや啓発、患者さんへ対しての禁煙支援は、個人歯科医院単位で試みられ増加傾向にあるものの、歯科界全体としての取り組みは諸外国よりも非常に遅れていると言わざるを得ません。そのような状況下において、2002年9月13日に大阪で開催された第51回日本口腔衛生学会総会にて、日本の歯科学会としては初となる「禁煙宣言」が採択されました。

本章では、日本口腔衛生学会による「禁煙宣言」の内容について解説します。

1 「禁煙宣言」採択までの経緯

そもそもの発端は、2000年に北海道で開催された第49回日本口腔衛生学会総会にありました。口腔領域は、喫煙の影響がさまざまな形で現れ、また喫煙者本人にもその影響が見えることから、世界的に禁煙への動機付けとして、歯科だけでなく医科の専門家からも注目されています。また折りしも社会の潮流は、確実に喫煙対策に向けて進んでいることから、2000年の大会では「喫煙対策を考える」自由集会が初めて開催され、その後毎年開催されている同自由集会では多数の参加者が集い、活発な議論がされました。

こうした背景から、まず、常任理事会で禁煙推進委員会の設置に向けて、準備委員会（雫石聰、埴岡隆、川口陽子、稲葉大輔）が立ち上げられ、活動の根拠となる禁煙宣言が起草されました。

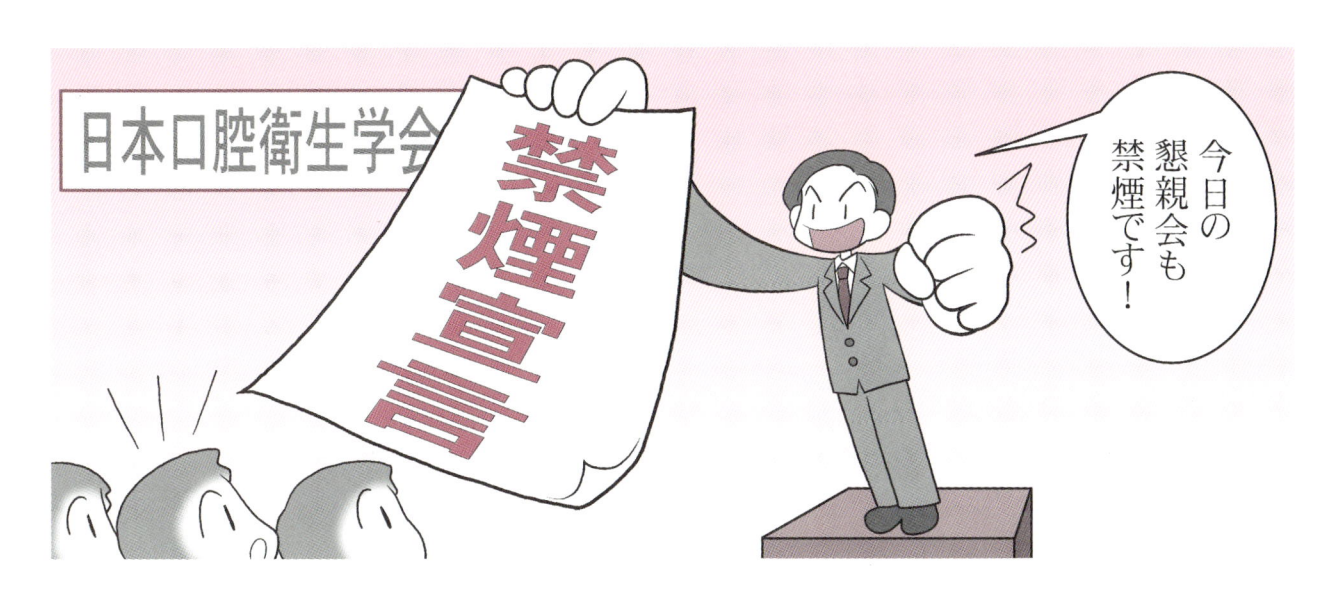

> **禁煙宣言**
> **「たばこのない世界」を目指して**
>
> 日本口腔衛生学会
> 2002年9月13日
>
> 　喫煙は喫煙者本人はもとより周囲の非喫煙者の全身の健康に悪影響を及ぼすことが、数多くの科学的根拠により明示されている。口腔保健の面からも、喫煙は口腔癌や歯周病のリスク因子であることが証明されており、歯の喪失との関連性も認められている。また、喫煙者の多くは、歯周治療、インプラント処置や抜歯後の創傷治癒などの予後が不良であることが指摘されている。さらに、無煙たばこの使用が、口腔にとって高い危険性があることが明らかにされている。しかし、喫煙問題に対する本学会員や口腔保健医療従事者の認識は十分とは言えず、口腔保健医療機関における喫煙対策も遅れており、また、国民への情報提供も不足している。
>
> 　一方、口腔保健医療従事者が喫煙対策に関わる利点として、以下のことがあげられる。①口腔疾患の有病率が高いため、あらゆる年齢層の人々に接する機会が多い。②定期歯科健診等の際に繰り返し介入を行うことができる。③歯科医師および歯科衛生士による口腔保健指導の中に介入を組み入れやすい。④口腔は自分自身で直接見ることができるので、動機付けが行いやすい。⑤喫煙による全身疾患の症状がまだ現われていない段階で介入することができる。
>
> 　一般社会では喫煙対策への関心は高まっており、WHOは「たばこ対策」を最優先課題として取り組み、また、わが国でも、健康日本21の「たばこ」や「歯の健康」、そして健康増進法等において、喫煙対策の重要性が謳われている。
>
> 　このような背景をもとに、日本口腔衛生学会は、「たばこのない世界」を目指して、積極的に喫煙対策を推進することを宣言する。
>
> **活動方針**
> 1．喫煙対策に関連する研究を一層推進すると共に、得られた知見を積極的に社会に還元する。
> 2．本学会員および国民に対して、喫煙の口腔への健康影響についての知識の普及を図り、喫煙と健康問題への認識の向上に取り組む。
> 3．口腔保健医療活動の場において、禁煙誘導や禁煙支援の推進を図る。
> 4．口腔に関わる保健医療機関や医育機関におけるたばこのない環境づくりを支援する。
> 5．口腔保健医療従事者の育成機関における禁煙教育の推進を図る。
> 6．禁煙を推進する諸団体との協力・協調を通じて、たばこのない社会づくりを推進する。
>
> 　　　　　　　　　　　　　　　　　　　　　　　　　　　　　　　　　以上

表1　日本口腔衛生学会総会による「禁煙宣言」。

2　日本口腔衛生学会による「禁煙宣言」

　表1に、2002年日本口腔衛生学会総会にて採択された禁煙宣言の全文を紹介します。

3　今後の展望と展開

　今後の展望として、日本口腔衛生学会では、禁煙推進委員会が中心となって、調査および啓発活動、学会場無煙環境規定の整備、専門家教育や研修の推進、関連する健康政策への協力などを通じて、学会員のみならず、社会の禁煙推進を目指すとしています。

　世界に目を向けると、日本の歯科専門家が関わりの深い東南アジアでは、無煙たばこと口腔癌の関係が深刻な問題となっており、さらに、紙巻たばこの消費も拡大を続けています。喫煙と歯周病との関連の観点からも、たばこ対策におけるわが国の口腔保健医療専門家の役割は、国内外を問わず、ますます重要になっていくと考えられます。

4章 WHOの喫煙に対する取り組み

高橋裕子／奈良女子大学教授・京都大学予防医療クリニック

本章では、WHO（世界保健機関）が長年にわたり喫煙問題に取り組んできた流れについて解説すると共に、2003年5月を目標に取り組んでいる「たばこ対策枠組み条約」について、紹介します。WHOの活動は、今後の健康政策の指針として大きな意味がありますので、医療従事者として知識を蓄えておきましょう。

1　WHOの主なたばこ対策：たばこ対策枠組み条約に向けて

世界保健機関（WHO）は、1970～1996年まで、たばこと健康に関する決議を16回にわたり採択し、加盟国に勧告してきました。

1970年は、WHO総会で喫煙対策の推進に関してはじめて決議がなされた年です。その内容は、
①世界禁煙デーの開催を検討する
②喫煙を抑制するための専門委員会の立ち上げを検討する
③喫煙防止教育の検討
④たばこ生産国における代替農作物の研究を促す
というものでした。

1976年には、若年者と女性の紙巻たばこ消費量増加に対してたばこの抑制や喫煙予防を勧める期間の設置や非喫煙者の保護のために構ずるべき方策を検討することを、1978年には、たばこ増税と広告の制限が勧告され、以後WHOの決議には必ず広告の禁止が盛り込まれることとなりました。

1980年からは、WHO40周年にあたる1998年4月7日を世界禁煙デー（World no smoking day）とし、さまざまな喫煙対策を各国に呼びかけることになりました。1988年4月7日には、第1回世界禁煙デーが開催され、さらに翌1989年からは毎年5月31日を世界禁煙デーとして各種の喫煙対策を実施することが決議されました。

その後1996～2000年にかけて、たばこ対策のための国際枠組み協定が検討されました。枠組み協定とは、「条約で規定する次項の基本原則を定めたもの」と定義されます。すなわち各国間が締結する条約において、何を決めるべきかの枠組みを定めたものです。

1996年、たばこ対策のための国際枠組み協定の開発を始めることを事務総長（中島事務局長）に請求し、そのための予算措置の拠出を求める決議がなされました。その結果1999年には、2003年を目途に「たばこ対策枠組み条約」を採択することを目標として交渉する「政府間交渉会合」と、その準備のための「作業部会」の設置を決議し、いよいよ枠組み条約制定への取り組みが本格化しました。

2　たばこ対策枠組み条約とは

たばこ対策枠組み条約は、要約、前文、定義、目的といった一般条項のほか、次ページ表1の内容を含むもので構成されています。このような膨大な内容を、主として喫煙対策と喫煙防止に主眼をおく『第1作業部会』、たばこ供給への対策に主眼をおく『第2作業部会』、条約の運用に関しての制定に主眼をおく『第3作業部会』にわかれて討議が続けられ、2003年5月の採択を目指しています。

枠組み条約の制定にむけて努力する国がある一方で、たばこ供給に携わる国々も参加しており、さまざまな紆余曲折が予測されます。実際、枠組み条約は、協約で規定する事項の基本原則を定めた「条約本体」と、個別的な取り組みを定めた「議定書」からなり、議定書は各国の事情に適合したもののみを採択するという弾力的対応が可能なため、どの内容を本体に、どの内容が議定書となるかが、各国の利害の対立とあいまって混乱を引き起こすと考えられます。

なお、WHOたばこ対策枠組み条約のホームページは以下のとおりです。
URL▶http://www.who.int/gb/fctc/E/E_inb4.html

（1）たばこの需要削減のための非価格的措置
　①受動喫煙
　②たばこ製品の含有物に関する規制
　③たばこ製品開示に関する規制
　④包装およびラベリング
　⑤教育・訓練および一般への周知
　⑥広告、販売促進およびスポンサーシップ
（2）たばこの依存症および禁煙に関連する需要低減措置
（3）たばこ供給に関する措置
　①青少年への販売および青少年による販売の禁止（自販機規制を含む）
　　　　　―――以上、第1作業部会（共同議長：フランス、タイ）―――
　②たばこ製品の不法取引
　③たばこ小売業免許制度
　④たばこ製造およびたばこ農家に対する政府支援
　⑥その他（貿易との関係、市民社会への参加、輸出国の責任）
（4）たばこの需要削減のための価格および税制上の措置
（5）調査および情報交換
　　　　　―――以上、第2作業部会（共同議長：カナダ、ジンバブエ）―――
（6）損害賠償および責任
（7）科学的、技術的および法律上の協力
（8）締約国会議、事務局、WHOによる支援
（9）報告および実施
（10）財政資源
（11）紛争調停
　　　　　―――以上、第3回作業部会（共同議長：エジプト、ニュージーランド）―――

表1　たばこ対策枠組み条約の内容の一部。

COLUMN

世界禁煙デーとサッカーW杯

　「スポーツは禁煙で、清潔に闘いましょう！（TOBACOO FREE SPORTS―PLAY IT CLEAN！）」――これは、WHOが音頭をとる2002年「世界禁煙デー」のスローガンです。

　5月31日は、世界禁煙デーと同じ日に、韓国と日本にて2002FIFAワールドカップ（サッカー世界大会）が始まりした。韓国では、この世界大会開催を前にして、「禁煙W杯」と命名し、国の公共機関、教育施設、医療機関のすべてを禁煙とすることを法制化しました（韓国の禁煙法）。この法律により、全世界から集まってくるW杯の大観衆にも清潔で健康な韓国の未来を印象づけることに成功したといいます。

　さて、ヨーロッパのサッカー組織であるUEFAはEUと協調して10代の喫煙を防ぐことを目的とする禁煙キャンペーンを、2002年の5月31日のワールドカップ開催初日から3年間継続する計画を発表しました。UEFAとEUの協力協定により、有名なサッカー選手が未成年の喫煙防止のために発言する予定です。フランスのジダン選手をはじめ、スペイン、デンマーク、ポルトガル、イタリア、ドイツの各有名選手がマスメィディアを通じて禁煙を訴えます。UEFAのLennart Johansson会長は、「ヨーロッパ全域の若者に良い影響を与えるでしょう。サッカー選手は多くの若者にとって倫理規範になるでしょう」と述べています。WHOは、国際サッカー連盟のこれらの働きに、今年の事務局長賞を授与しました。

（市来英雄）

5章 喫煙に対する国際歯科連盟（FDI）と米国歯科医師会（ADA）の取り組み

市来英雄／市来歯科

　本章では、国際歯科連盟（FDI）と歯科先進国である米国歯科医師会（ADA）の、喫煙問題への取り組みについて紹介します。国際歯科連盟と米国歯科医師会は、かなり以前から喫煙問題に真剣に取り組んでいる団体です。特に国際歯科連盟は、世界各国の歯科医師会に積極的に喫煙問題に取り組むよう、声明を発しています。

　残念ながら日本の歯科界における喫煙問題に対しての取り組みや患者さんへの啓発、禁煙支援は、歯科医院単位での試みとして増加傾向にあるものの、歯科業界全体としての取り組みは、諸外国よりも非常に遅れています。

　本章で紹介する取り組みから、世界の歯科関係者が本気となって喫煙防止に取り組んでいる姿勢が見えてくることと思います。わたしたちも同様に、口腔保健を通じて日本国民の健康の維持向上を目標としている歯科関係者が、積極的に禁煙の必要性・重要性について叫ばなければなりません。

1　国際歯科連盟の取り組み

　国際歯科連盟（FDI）は、1996年に「FDIたばこ問題への方針と声明」（表1）を出しました。この声明の中には、日常の歯科臨床の現場でわたしたちは患者さんへ積極的に禁煙のアプローチとサポートを行うべきであるということが強調されています。このFDIたばこ問題への方針と声明は、1996年5月の理事会で承認され、9月末のオ

表1　国際歯科連盟（FDI）のたばこ問題への方針と声明。

1) 口腔保健従事者は、日常の診療での禁煙プログラムを積極的に推進する
　　歯科医師とすべての口腔保健専門家や従事者（歯科衛生士、歯科助手など）は、たばこを吸うことと、それによるニコチン依存症を減少させるよう一般社会に促し、そして禁煙行動を起こすように断固とした行動を取るべきである。そして毎日、日常のように繰り返される臨床の中に、たばこ病の予防とたばこを止めさせるための科学的な禁煙プログラムを取り入れるよう行動を起こすべきである。
2) 患者のたばこ病予防とたばこを止めさせるための科学的な禁煙プログラムが、日常の臨床の中で早急に行われるべきである
　　患者からの喫煙についての質問や患者への助言、自己学習教材の提供、事後点検が、患者の喫煙行動に効果的な影響力を与えることはすでに確認できている。そのために、たばこ病予防とたばこを止めようとしている患者を支援するために、日常の臨床現場に患者支援プログラムの適用と導入をすべきである。
3) 若年者への防煙活動を支援する
　　若年者の喫煙は小児科的疾病である。喫煙をしている成人の80％以上が18歳以前にたばこの使用を始め、今も、日々数千人の若者が喫煙を始めており、さらに多くの若者が「嗅ぎたばこ」や「嚙みたばこ」を試しているといった実態がある。そして、喫煙に常用癖（依存症）があることについては、子どもはずっと低く見積もられがちである。子どもや青少年がたばこの使用を始めないような方策が取られることに歯科医師は精力的に支援しよう。
4) 国際歯科連盟の業務や会議場での禁煙の徹底
　　環境たばこ煙（副流煙による間接喫煙）の危険性はもう十分に根拠が示されている。環境たばこ煙（EST）は、グループA*の発癌物質に分類されていて、特に子どもや非喫煙者への暴露の結果は重大な問題である。したがって、国際歯科連盟は、すべての学術会議、他の会議、業務の場所での喫煙は行わないことを決議する。
＊筆者注：グループAの発癌物質：アメリカ環境保護局（Environmental Protection Agency :EPA）によって分類された、ヒトに対して癌を起こすことが明確に証明された発癌物質に対する名称。グループAには、アスベストなど15種類がある。なお、一般の環境下での汚染レベルで癌を起こすと認定されたグループAの発癌物質は、環境たばこ煙だけである。

表2 『たばこに反対する世界歯科部会』にて、ニュージーランド歯科医師会が表明した禁煙声明（ニュージーランド歯科医師会綱紀）。この声明書は1997年4月19日のニュージーランド歯科医師会幹事会によって承認された。

ニュージーランド歯科医師会のたばこに対する見解と禁煙声明書

① ニュージーランド歯科医師会は、ニュージーランド内でのたばこの使用を減少させるために、政府および非政府の禁煙団体の運動を支援すると共に、スモークレスたばこの販売に対しての政府禁止令を支援する。

② ニュージーランド歯科医師会は、歯科医師会の全会員や会員の家族、医院のスタッフに対して、喫煙の口腔への害に対しての知識を普及する。

③ ニュージーランド歯科医師会の全会員は国民に禁煙を奨励する。また、現在喫煙をしている会員には、喫煙を止めたための利益がどれほど大きいかを、注意深く考慮すべきであることを指導する。

④ 歯科医師会の全会員は、全面禁煙の仕事場を供給し、そして、スタッフが断煙するための支援と勇気付けを十分にする。

⑤ 歯科医師会の全会員は、患者の病歴の一部分として、喫煙の記録情報をカルテへの記載を確立すること。歯科医師会の全会員は、う蝕や口腔組織の徹底的な診査を行い、喫煙の影響に関しての適切な情報も得ることを義務付ける。そして、喫煙患者には十分に禁煙指導を行うこと。

⑥ 歯科医師会の全会員およびスタッフは、禁煙を目指す患者を励まし、そしてその支援が効果的にいく技術を取得すること。

⑦ 歯科医師会の全会員は、青少年にたばこ製品を使わないように奨励すると共に、若者の患者のすべてに喫煙の害を教育・指導する。

⑧ ニュージーランド歯科医師会の公式の会合、およびその関連の会合では、全面禁煙とする。

表3 国際歯科連盟（FDI）と禁煙運動（抄訳）。

昨年の2000年には、FDIはたばこの健康障害に対する注意を喚起するため、WHOと共に、毎年5月31日を"世界禁煙デー"に設定した。

歯科医師と歯科関連のスタッフは、絶えずたばこの有害性に対する患者教育を行わなければならない責任を持っている。FDIはたばこの口腔癌との関連と全身の健康に対する危険性に関する患者教育用パンフレットを、歯科医師個人および各国歯科医師会に対し供給している。またFDIは、インターネット上でたばこと口腔癌とについての情報も提供している。

たばこ自体が口腔内上皮に対し、直接的に発癌性があることが知られている。たばこあるいは葉巻にかかわらず、喫煙による口腔癌発生とは関連していることが指摘されている。喫煙習慣を止める「禁煙」は、口腔癌発生の危険率を5～10年以内に減少させる。

また歯周病と喫煙との関連性については何年間も研究され、結論としては、喫煙と歯周病の罹患程度とは大きな関連性があることが報告されている。

歯科インプラントとの関連性については、たばこの喫煙習慣はインプラント体と骨組織との初期治癒およびその後の長期成功例とに深く関連していることがすでに証明されている。

ーランド年次総会会議で日本歯科医師会代表陣も含め満場一致で可決されました（日本歯科医師会の会誌や新聞で報告されていますので、ご存じの方も多いことでしょう）。

この声明後の1997年、韓国のソウルで行われた年次総会から、イベント会場、展示場、およびその他の会場のすべてが禁煙になりました。筆者も代表として参加した『たばこに反対する世界歯科部会』（Section of World Dentistry Against Tobacco）では、オーストラリア、デンマーク、フィンランド、ドイツ、香港（当時）、日本、韓国、クウェート、ニュージーランド、ノルウェー、スペイン、スウェーデン、タイ、アメリカの14ヵ国の代表者が集まり、自国の歯科医師の現状と歯科医師会としての禁煙対策を堂々と発表、検討を重ねられました（表2）。

さて、国際歯科連盟は、2000年に世界保健機構（WHO）と共に、たばこの健康障害に対する注意を喚起するため、毎年5月31日を『世界禁煙デー』に設定しました。それを受け、2001年に『FDIと禁煙運動』と題した公文書を、世界の歯科医師会に配信しました。この全文は日本歯科医師会雑誌（2001年3月号）に翻訳され掲載されています。表3に、この公文書の抄訳を示します。

2 米国歯科医師会の取り組み

米国歯科医師会（ADA）では、1963年にサンフランシスコで開催された"米国歯科医師会評議員会"において、「米国歯科医師会会員は患者に対して喫煙の健康への悪影響について助言し、また、特に若年者に対しては新たに喫煙習慣をもたないよう警告することが望ましい」との宣言が採択されました。それは、今から約40年前のことでした。

その後、米国歯科医師会は、1964年ごろから歯科医院

第4部　禁煙支援に活かせる！周辺知識

ADA発行のカタログ

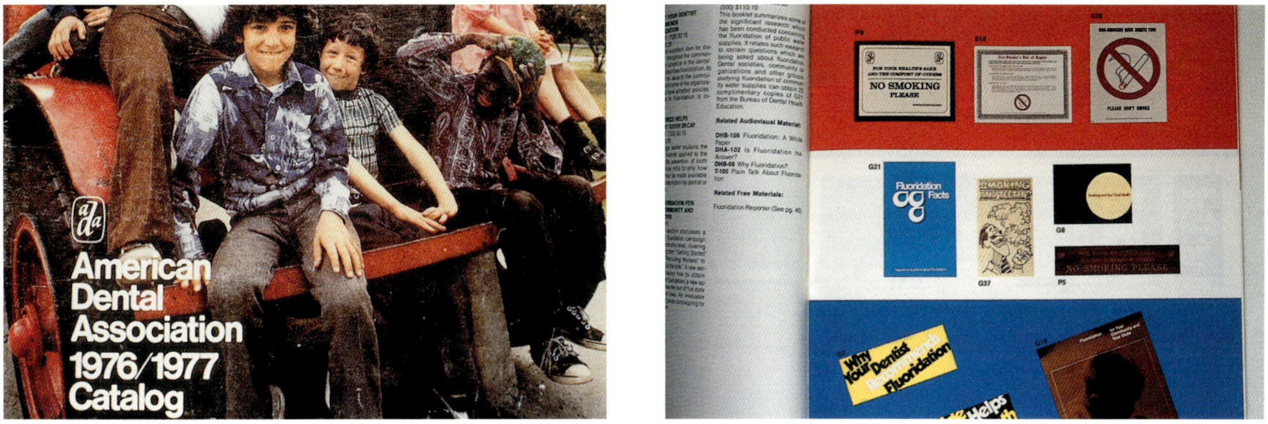

図1-a　図1-b　図1-a、b　米国歯科医師会（ADA）による、禁煙に関する啓発の販売グッズのカタログ集（a）とその内容の一部（b）。

待合室に置く禁煙に関する啓発パンフレット、ポスター、小冊子など（図1）を販売するなど積極的に禁煙支援に取り組むキャンペーンを実施し、また患者さんへの喫煙の害の啓発に歯科医師は努力することを奨励する宣言が繰り返された結果、会員の65％が患者さんに対して助言を行うまでになりました（1983年ADAのアンケート調査）。さらに1994年の調査によれば、歯科医師自身の喫煙率も60％から7.5％まで減少したという結果が出されました。

米国歯科医師会では、歯科診療室における助言や指導が患者喫煙行動に及ぼす効果として、何も指導しなかった対照集団と比較して、2～3倍禁煙の成功率が向上することを発表しています。これを受け、米国歯科医師会は、患者さんに喫煙の悪影響を助言するだけでなく、患者さんの禁煙をサポートする技術を習得するよう会員に奨励しています。

米国歯科医師会ならびに歯科診療室における、このような積極的な活動の長年の積み重ねは、衛生行政においても評価されるようになりました。その結果、北米の22地域200万人以上を対象とした喫煙に関する大規模な介入実験では、禁煙支援を行う介入医療機関として地域の歯科診療所が役割を分担することになりました。また、NCI（National Cancer Institute）は、歯科団体からの代表者による組織づくりを呼びかけ、たばこ問題について歯科界が包括的に社会に影響を及ぼすことを目的としてNational Dental Tobacco Free Steering Committee（NDTFSC）を発足させました。各歯科団体の代表者は、9ヵ月に1回メリーランド州にあるNCI本部に集まり情報や意見を交換しています。

最近アメリカで問題になっているのは、1993年以来消費量が44.5％も伸びてきている葉巻（シガー）の消費です。しかも、それを目玉にしてアメリカ各地で次々に「シガーバー（葉巻バー）」の開店が増加しているといいます。シガー喫煙も紙巻たばこと同様に健康への被害は大きく、肺癌や他の癌の原因、そして口腔内疾患にも大いに関連しており、その影響は紙巻きたばこよりも小さく見積もられがちなものの、非喫煙者より有意に高いものとなっています。シガー喫煙は、先述の「シガーバー」など話題性があることから、マスメディアによる報道にはうってつけの題材であると共に、『報道＝宣伝』という構図になりやすい傾向があることから、米国歯科医師会では他国も用心すべきであると注意を喚起しています。

6章　日本における禁煙推進運動

市来英雄／市来歯科

本章では、日本の歯科医師が医師と共に喫煙対策に真剣に取り組んでいる日本禁煙推進医師歯科医師連盟について解説していきたいと思います。

1　日本禁煙推進医師歯科医師連盟とは

日本禁煙推進医師歯科医師連盟（略称：禁煙医師連盟）（Japan Medical-Dental Association For Tobacco Control）は、全国の医師と歯科医師が連携して、国民の健康を願い、たばこの害から人々の健康を守るためにお互いに勉強しながら行動をする会として、1992年5月に結成されました。会員は現在1,114名です。その内、歯科医師は現在170名が所属しています（2002年2月現在）。

会員の資格は表1に示したものとなります。

組織の構成としては、会長以下、医師18名、歯科医師4名の運営委員が選出されており、その中に幹事、監事がいます（2002年5月1日現在）。

この連盟の会員となることによって、全身の健康に及ぼす喫煙の害、たばこに関連する病気の症例などが加わった全般的な動機付けが十分にできる説得力のある指導用スライド集（第1部、第2部）のほか、子どもの喫煙防止教育用に用意されたスライド集（第3部）、世界の禁煙切手、外国のたばこ警告表示、外国の禁煙関連ポスターが収集されたスライド集（第4部）を購入することができます。現在、歯科で応用できる禁煙啓発スライド

表1　日本禁煙推進医師歯科医師連盟会員資格。歯科衛生士の皆さんは、賛助会員として加入することになるでしょう。

正会員	本連盟の目的に賛同し、次の条件に満たすもの ①医師または歯科医師 ②非喫煙者（禁煙者も含む） ③たばこ産業から直接的、間接的な資金提供を受けないこと、販売、消費を奨励または助長する活動を行わない者
賛助会員	本連盟の事業を賛助するために入会を希望した個人または団体で、運営委員会の承認を得た者
学生会員	本連盟の目的に賛同し、上記資格②および③を満たす学生（卒業後は自動的に正会員または個人賛助会員となる）

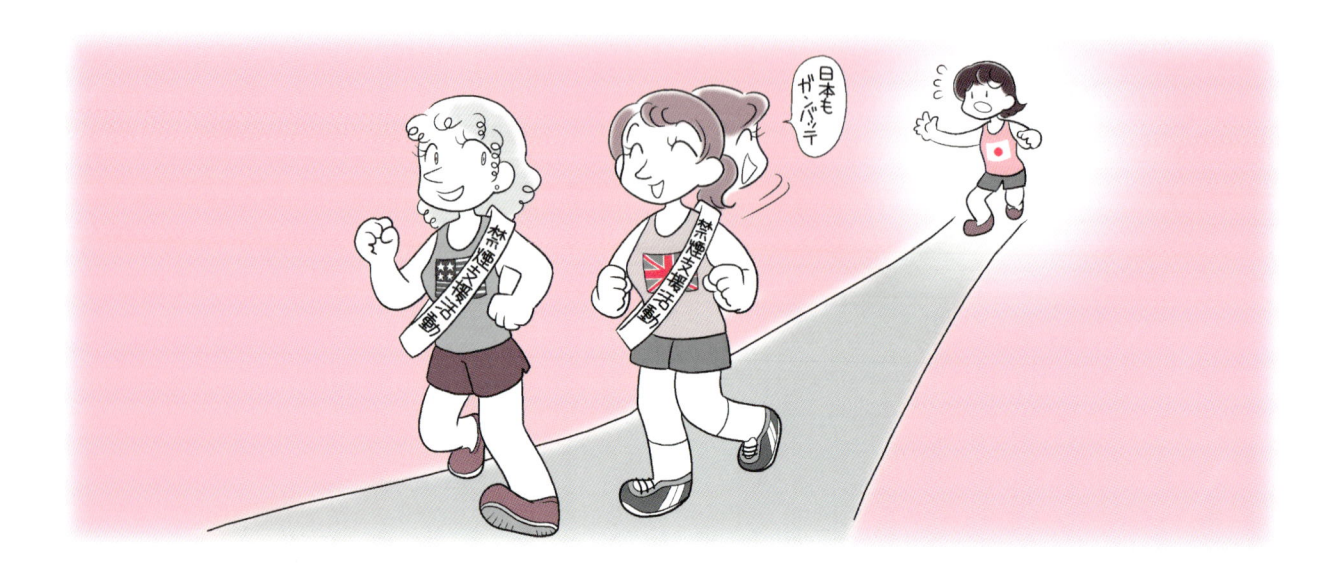

> 日本禁煙推進医師歯科医師連盟事務局
> 〒104-0045
> 東京都中央区築地2-7-12
> 15山京ビル605号　株式会社朝日エル内
> TEL/FAX：03-3541-6183
> http://www.nosmoke-med.org/
> 郵便振替 口座00190-4-754213
> 加入者名：日本禁煙医師連盟
> 　　　　　＊　＊　＊　＊　＊
> 　正会員の年会費は5,000円。賛助会員5,000円。法人100,000円（1口）。学生会員（医師・歯科医師資格未取得者）2,000円となっていますが、入会金は不要で、入会は常時行っています。郵便振替用紙に住所・氏名・所属を記入のうえ、年会費を納めることで入会できます。入会と同時に手続きが完了します。また、関心をお持ちの先生方を振り替え用紙の通信欄でご紹介ください。

表2　日本禁煙推進医師歯科医師連盟事務局。

を作成しています。

　また、多くのノウハウをもった著名な先生方が多く会員となっていますので、禁煙支援を行う際のノウハウなどを存分に活用することができるでしょう。

2　日本禁煙推進医師歯科医師連盟の活動方針ならびに事業計画

2002年の活動方針は、
①医療機関・保健福祉施設・学会場などの禁煙を推進すること
②医療機関・地域・職域・教育機関などで禁煙指導を行うこと
③たばこの害に関する知識の普及
④内外の禁煙団体との連携
⑤会員拡大
が掲げられています。
また、事業計画として
①「日本禁煙医師連盟通信」の発行（年4回）
②禁煙関連資料の作成
③禁煙実施医療機関の表彰
④国会および行政への禁煙政策要請
⑤世界禁煙デー行事への協力
⑥禁煙教材の製作・配布
⑦外国の禁煙医師連盟および関連諸団体との連携
⑧地方会設立の支援
⑨禁煙推進対策のための調査
⑩会員拡大
となっています。

3　会員となるために

　日本禁煙推進医師歯科医師連盟の事務局は、東京都中央区にあります（表2）。禁煙支援のノウハウが凝縮された組織ですので、ぜひとも加入されることをお勧めいたします。

7章 医療・教育機関・自治体などにおける禁煙の取り組み

沼部幸博／日本歯科大学歯学部歯周病学講座助教授
高橋裕子／奈良女子大学教授・京都大学予防医療クリニック

近年の報道で皆さんもご存じのことと思いますが、日本各地で喫煙問題に対する取り組みが盛んになってきました。本章では、特に画期的な取り組みを行っている東京都と和歌山県の禁煙問題対策について、紹介します。

1 歩きたばこを考える―東京に路上禁煙地区の出現―

すでに多くの新聞やニュースなどで大きく取りあげられたように、2002年6月24日、東京都の千代田区議会は、空き缶やたばこのポイ捨て、路上での喫煙などを禁止して、歩きたばこに全国で初めて罰則を設けた条例案を賛成多数で可決しました。そしてこの条例は、同年10月1日から施行されています。

歩きたばこの禁止については、住民から指定要望のあった靖国通り全域、JR神田駅、有楽町駅、秋葉原駅、御茶ノ水駅、水道橋駅、飯田橋駅、市ヶ谷駅、四ッ谷駅周辺などの地区などに設けられる「路上禁煙地区」が対象となります（図1）。実際には、それらの地区ごとに千代田区の職員2名がパトロールして、違反者を見つければ注意をし、再三の注意にも従わない場合には、違反者から通常2千円、最大で2万円の過料（自治体の責任で徴収する違反金）を徴収することになります。

街の一定地域を"路上禁煙地区"とする試みに対するは、おそらく神戸市に続いて2番目となりますが、人々の反応が気になるところです。インターネットでのアンケート投票の結果では、賛成が84％（210人）、反対が16％（40人）の結果が出ているようです。

喫煙者に対して非喫煙者が迷惑と感じる状況の多くは、閉ざされた部屋の中での喫煙と、この歩きたばこ、そして吸い殻のポイ捨てです。ポイ捨てに関しては、すでに日本全国約300の自治体が空き缶や吸い殻の"ポイ捨て禁止条例"を作り、それぞれの罰則を設けているようです。ポイ捨てには、たまってゆく多量の吸い殻による環境汚染や、掃除費用などの経済的問題も発生してきます。歩きたばこの場合、たばこを吸うとその後ろを歩く人に煙がかかってて、人混みの中ではなかなかそれを避けることができず、視界が煙に包まれると共に受動喫煙をすることになります。風の強い日は煙の代わりに灰が飛んでくることもあり、不愉快な思いをすることが少

「路上禁煙」地区の設定案と警告マーク

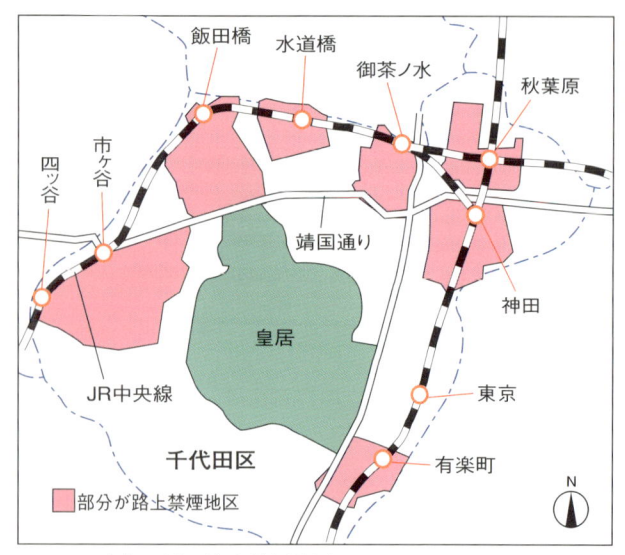

図1-a　千代田区の路上禁煙地区。

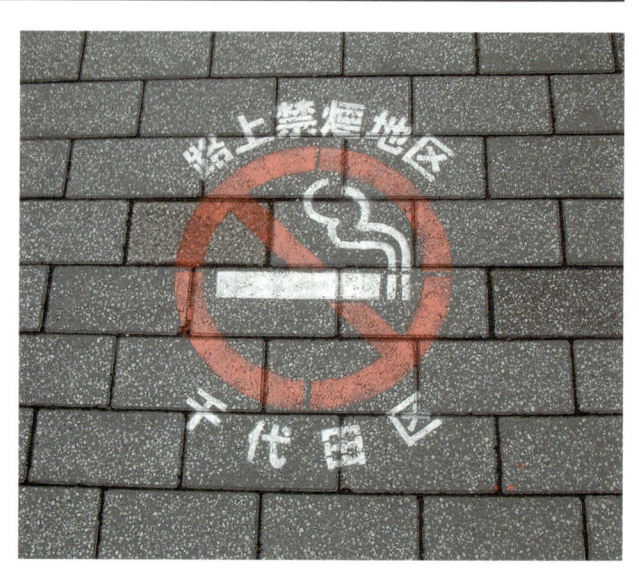

図1-b　路上の警告マーク。

なくありません。また、"手たばこ"というのだそうですが、指に火のついたたばこを挟んで歩かれると、近くの人やすれ違う人の手や服、場合によっては子どもの顔にぶつかったりします。以前、実際に千葉県の船橋駅にて3歳の子どもが目にやけどを負った例があります。

この歩きたばこは、意外に無意識のうちに行われていることが多いようです。おそらく、閉鎖された窮屈な空間である電車や建物などから出たときの開放感が、ついたばこに手を伸ばさせるのでしょう。

今回の条例が施行されれば、この道路に出たときの喫煙ができなくなるわけです。反対意見として、そんなに喫煙者をいじめないで欲しいというものが多いようですが、何がこのような事態を引き起こしたのでしょうか？

この条例施行の重要なポイントは、これまで歩きたばこの抑止力を喫煙者自身の"モラル"に頼っていたものを、条例という"一種の法律"による規制に移行させた点にあります。少し説明しますと、本来ならば、喫煙者自身が歩きたばこの弊害に気付き、自主的にそれを止める者が増えていくことが、歩きたばこ実行者？の減少に結びつくはずでした。それを、歩きたばこの存在を他者の指摘に頼り、さらにそれを止めさせる武器に、"違反金の徴収"を用いなければならない、このような事態を招いたのは、一部の道徳心のない自己中心的な喫煙者の責任だと思います。喫煙者の中には周りを気遣い、喫煙マナーをきちんと守っている多くの方々がいて、もちろん歩きたばこやポイ捨てとは無縁です。そんな人たちにも、居心地の悪い思いをさせていることにもなります。

今回の千代田区の決議は、交通違反や駐車違反に対する罰則のように、他人を危険に追いやり、多くの人に迷惑をかける心ない人たちの喫煙行為に対して警告することを決めたものであり、一部の人たちがこれまで主張してきた、"喫煙するかしないかは各人が判断すべきものであり、他人からあれこれ非難されるものではない"との主張が、もはや通じない時代が来ていることを示すでき事でもあったと思います。

を策定し、公共の場所や職場の分煙化を促進してきました（次ページ図2）。分煙とは、喫煙できる場所を指定し、そこ以外では禁煙にし、非喫煙者の健康への影響をなくす環境を作り出すことです。この分煙の方法には、建物や職場の内部を禁煙とし、外部でのみ喫煙可能とする"禁煙"、喫煙できる時間帯と禁煙時間帯を設ける"時間分煙"、建物内の指定の場所でのみ喫煙を可能とし、その他の場所は禁煙とする"空間分煙"があります。そして、この空間分煙がもっとも現実的で効果的な方法であるといわれ、実際レストランなどで採用されている方法がこれにあたります。

東京都立の施設では、2001年度には、ほぼ100％の分煙化が達成されました。しかし真の健康作りという見地から、東京都では未成年者の喫煙防止対策、禁煙を希望する喫煙者への支援対策、その他の情報の収集提供や普及啓発などを分煙対策と同時に進行させています。

すなわち、喫煙者は分煙の規則にしぶしぶ従うのではなく、自分の喫煙習慣を断ち切る可能性や非喫煙者に及ぼす影響について、もう一度考える良い機会が与えられたのだと考えるべきなのです。

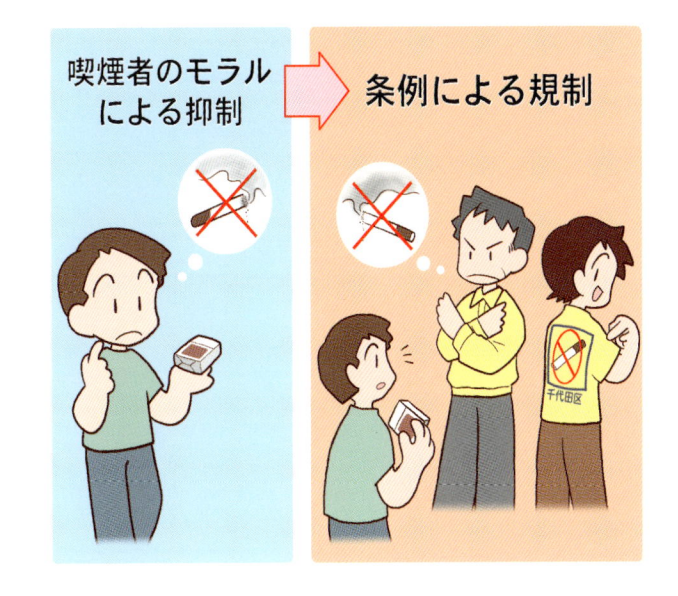

2　東京都関連施設での分煙100％運動

東京都では、1997年5月に東京都分煙化ガイドライン

3　和歌山県公立学校敷地内禁煙について

2001年11月、和歌山県教育委員会（小関教育長）は、和

| 第4部 | 禁煙支援に活かせる！周辺知識 |

東京都発行のリーフレット

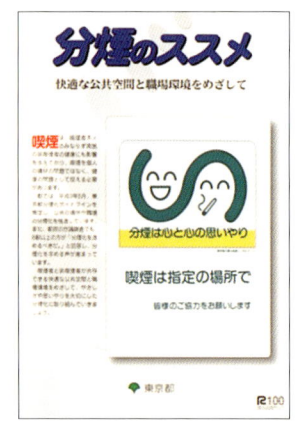

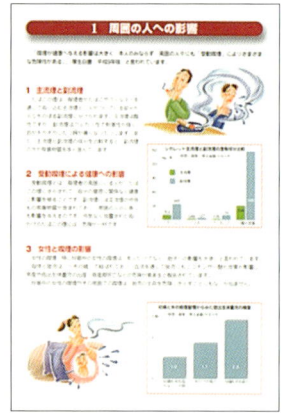

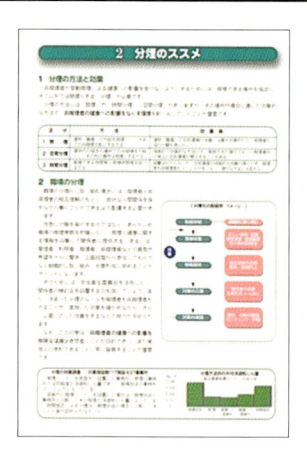

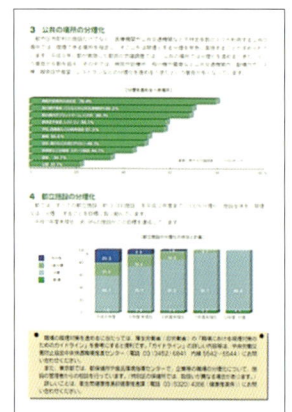

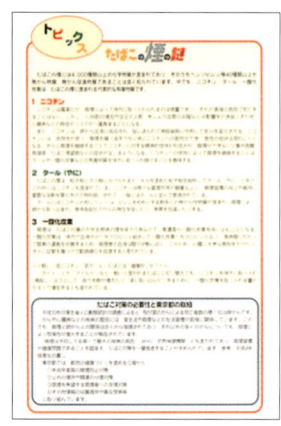

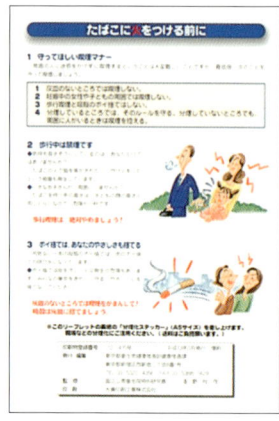

図2　東京都が発行した「分煙のススメ」のリーフレット（Ａ４版３ページ両面）。

歌山県公立学校敷地内禁煙を決定し、2002年4月1日から実施しました。

この公立学校敷地内禁煙の実施は、和歌山県下の識者による喫煙問題に対する取り組みの積み重ねと和歌山県福祉保健部との5年以上にわたる討議によって2001年3月に策定された「たばこ指針」（表1）が、大きな基盤となりました。

このたばこ指針は、健康日本21の特記すべき点として、学校敷地内の喫煙禁煙に関して他県に多い「敷地内は禁煙とすることが望ましい」という表現とせず、「教育機関は、小学校の低学年から、生徒やその保護者に対し、たばこの健康への影響、妊娠と喫煙の関係について具体的に教育指導を行う。未成年者をたばこから遠ざけるため、学校敷地内は禁煙とする。」と明記したことです。これは、保健行政としてのたばこ対策の重要性の認識に基づき、指針は現状追認では意味が薄いとの見解にたったものです。

指針の制定に直接あたった佐本元福祉保健部課長は、「保健行政に携わる者は、健康上、重大なリスクとなるものについては、厳格に対策を取る義務がある。喫煙者が多いという理由でのあいまいな態度は保健行政の責任を放棄するもの」と述べています。

この指針に基づき、2001年9月、和歌山県教育委員会の小関教育長は、健康でクリーンな学習環境を作りあげ、児童生徒に対して禁煙教育を徹底する教育的配慮の観点などから、2002年度から県内すべての公立学校を対象に、敷地内を「ノースモーキング・エリア」と設定することを決定しました。これは、生徒はもとより、教職員や来訪者にも敷地内禁煙を求めるもので、これに平行して教育委員会内部、JT、文部科学省などとの調整が積極的に行われました。

以後、教育委員会はスポーツ振興課を中心に県福祉保健部と協力して学校敷地内禁煙に向けて強力に推進に動き、学校関係者の実施や禁煙講習会を開催し、学校掲示用ポスターの配布を実施したのち、2002年4月1日から和歌山県の公立学校敷地内禁煙を実施しています。

表1　和歌山県たばこ対策指針（要約）（2001年3月策定）。

たばこ指針（要約）

1．基本方針

　たばこは、肺癌をはじめとする各種疾病の危険因子であり、青少年期に喫煙を始めると、さらにそのリスクが高まる。また、胎児や母体にとっては、妊娠に関連した異常の危険因子でもある。さらに、周囲の喫煙者のたばこの煙による受動喫煙も、各種疾病の危険因子である。

　肺癌等は数十年のタイムラグがあることから、徹底した早急の対策が必要である。

　県民への正確で十分な情報提供とそれを基に、未成年者や妊産婦の喫煙防止（防煙）、非喫煙者を受動喫煙から保護するための環境作り（分煙）、禁煙希望者に対する禁煙支援（禁煙サポート）の3つの対策を推進する必要がある。

　未成年者や禁煙希望者をたばこおよびたばこの広告から遠ざけるための社会環境の整備も必要である。

2．喫煙が及ぼす健康影響についての知識の普及

　県や市町村、保健医療機関は、喫煙の健康への悪影響や有効な禁煙サポートの情報を収集し、さまざまな機会を通じて正確で十分な情報提供を行う。

　保護者会、教育機関、保健医療機関、健康推進団体等の関係機関・団体や専門家によるネットワークを構築する。

3．未成年者、妊産婦等の喫煙対策

①保護者は、小学校の低学年のときから「たばこは有害であり吸わない」という認識を子ども自身にもたせる。未成年者の前では禁煙に努めると共にたばこの管理を徹底する。子どもの喫煙には、毅然とした態度で、たばこの影響を十分説明し、たばこをやめさせる。

②教育機関は、小学校の低学年から、生徒やその保護者に対し、たばこの健康への影響、妊娠と喫煙の関係について具体的に教育指導を行う。未成年者をたばこから遠ざけるため、学校敷地内は禁煙とする。

③たばこ販売者は、購入者が成人であることが確認できないときは、販売しないことを徹底すると共に、管理・監督できない場所に設置している自動販売機を早急に撤去する。また、技術的に対応できない限り、自動販売機の稼働時間の自主規制を店舗閉店中とする。このような対策を行っても、自動販売機で未成年者の購入を防ぐことができない場合は、対面販売に切り替える。

④たばこ製造者は、たばこ販売者に未成年者の喫煙対策について、実効性のある指導を徹底し、電車内、交差点、自動販売機等の随所にある広告を改善する。

⑤職場の管理者は、未成年の従業員に対し、たばこを吸わせないことの徹底を図る。

⑥県は、県民ならびに関係機関に対し積極的に情報提供を行い、関係機関と共に、その防止のための啓発を行う。また、学校や職場、地域等で、効果的な禁煙指導ができるマンパワーを確保するため、指導者の養成を行う。

　保健所ならびに市町村は、管内の学校等に協力し、生徒の喫煙防止ならびに禁煙指導のための教室を開催すると共に、妊産婦に対しても、さまざまな機会に禁煙指導を行う。

⑦妊婦が受診する産婦人科等においては、妊娠と喫煙問題の指導を強化する。

4．非喫煙者の保護（分煙対策）

　他の人がいる場所においては、たばこを吸わないという原則を個人としても組織としても徹底する。

　喫煙コーナーを設置する場合は、設置者は、有効な換気装置と天井からの仕切り等を設置し、たばこの煙が、外に流出しないような構造とする。

①保健医療機関は、待合室も含め、建物内は禁煙とする。

②行政機関は、庁舎内終日禁煙を実施する。住民からロビー等での喫煙要望がある場合は、喫煙コーナーを設置する。

③職場は、特に厳格な対応が必要で合意を得やすい空間分煙を促進する。執務室、会議室等、共通使用空間は、終日禁煙とする。

④飲食店、店舗等、不特定多数の者が利用する場所は、喫煙席と禁煙席を分け、非喫煙者への配慮をし、換気設備が十分でないところは全面禁煙とする。

⑤家庭においても、分煙の徹底を進める。

5．禁煙の支援

①市町村では、禁煙希望者に対して、個別健康教育を行うと共に、禁煙教室等で効果的な支援を積極的に行う。

②県は、市町村のたばこに関する個別健康教育のスタッフへの研修等の支援を行う。学校、職場等での禁煙サポートへの取り組みを支援するため、禁煙指導者の養成、禁煙サポートに必要な情報の提供等を行う。

③保健所は、市町村のたばこに関する個別健康教育等への技術支援を行う。禁煙教室の開催等で禁煙支援を図る。

④医療機関では禁煙外来等の禁煙指導を充実し、たばこをやめたい人への支援を行う。

　県立医科大学や医師会等でも、効果的な禁煙支援のための研究や情報提供を行う。

　妊娠可能な喫煙女性が医療機関を受診した際には、医療機関は、喫煙が妊娠出産に及ぼす悪影響や子どもへの健康影響等を十分説明し禁煙指導を行う。

⑤職場においては、産業医等の指導を受け、禁煙希望者に対し、環境を整え支援する。

6．おわりに

　今後、この指針に基づき、たばこ対策を効果的に推進するため、保護者会、教育関係者、保健医療関係者、健康推進団体等の関係団体や専門家による和歌山県たばこ対策推進協議会を設立し県民運動としての取り組みを進める。

表2　2001年以降、指針の実施のために、和歌山県福祉保健部が展開したたばこ対策。

①喫煙の健康影響の知識の普及
　□さまざまな機会を通じて、正確で十分な情報提供
　●県広報テレビ番組、民間ラジオ番組、県広報紙、ホームページなどメディアでの喫煙問題の啓発
　●たばこフォーラムの開催
　●講演会への講師派遣（医師会、病院協会、国保連合会、食生活改善推進員、ロータリークラブなど）
　□関係者・専門家によるネットワークの構築
　●ローカルなメーリングリストの開設と運営
　　・医療者（医師、歯科医師、保健師、歯科衛生士、薬剤師、教員、マスコミ、行政など）の関係者による情報の共有
　●民間のたばこ関係講演会などの応援、参加
②未成年者・妊産婦の喫煙対策
　□小学校低学年からの指導
　●啓発パンフレットの作成（保健所による）
　□学校敷地内禁煙
　●ノースモーキング・エリアの設定［2002年4月〜］
　□自販機・広告対策
　　・社会環境面からの対策として、たばこ自販機は、自販機とその購入者を監視・監督できないものの撤去と店舗閉店中の稼働の自粛を求める。
　参考（申請時の添付書類の文言「自動販売機を設置する場合は、店舗に併設し、かつ、店舗内の従業員のいる場所（レジ等）から容易に視認、監視できる位置に置き、未成年者喫煙防止の観点から十分な管理・監督を行います」）

③非喫煙者の保護
　□医療機関、官公庁の建物内禁煙、職場などでの空間分煙の徹底
　●県庁福祉保健部（保健所含む）の執務室内禁煙［2001年世界禁煙デー〜］
　●県立医科大学附属病院の全面禁煙（建物内禁煙）［2002年4月〜］
　　・医療機関としての姿勢を明確に示す
　　・喫茶・レストランも含む
　　・自販機の撤去
　●県本庁の喫煙コーナー以外での禁煙［2002年5月20日〜］
　●警察本部の喫煙コーナー以外での禁煙（独自の取り組み）［2001年12月〜］
④禁煙支援の提供
　□行政・医療機関による禁煙支援と情報提供
　●禁煙外来、禁煙教室用のパンフレット「やっぱりやめてみるか、たばこ」（池上達義著、高橋裕子監修）の作成と全県下への無償配布
　●禁煙外来実施医療機関の県ホームページでの情報提供（44医療機関）
　●保健所での禁煙・防煙教室の開催
　□禁煙指導者の養成
　●禁煙指導講習会の開催
　●メーリングリストでの禁煙指導・外来のスキルアップを図る
　□禁煙希望者への職場・学校などでの支援
　●紀州路マラソンの開催（禁煙マラソンとの連携）
　●県庁内診療所での禁煙外来［2002年5月14日〜］

（□は指針に掲載、●は実施済）

　なお、敷地内禁煙実施状況調査は2002年秋以降の実施と予定されていますが、NPOなどによる非公式調査では、和歌山県下ではほぼすべての公立学校で敷地内禁煙が実施されているとのことでした。そして結果として、喫煙教職員の禁煙推進あるいは喫煙本数の減少をもたらし、喫煙教職員の健康増進にも寄与する結果となりました。

　このたばこ指針を支えるため、和歌山県福祉保健部は全県下に禁煙支援のできる医療機関を育成することに加えて、インターネットを利用した禁煙支援（インターネット禁煙マラソン）の提供など、単に啓発にとどまらず、有効な方法の提供による禁煙推進も実施しました（表2）。

　なお、和歌山県では2002年6月1日　和歌山県龍神村において龍神村教育委員会主催「健康フォーラム」が、地域住民の多数の参加を得て開催されるなど、県主導以外にも禁煙推進の動きが活発となりました。

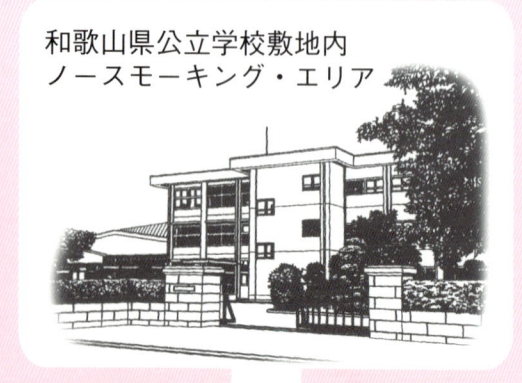

和歌山県公立学校敷地内
ノースモーキング・エリア

↓寄与

・生徒の喫煙の減少
・地域における受動喫煙や喫煙の健康影響の理解促進
・喫煙教職員の禁煙推進
・喫煙教職員の喫煙本数の減少
・喫煙教職員の健康増進

8章 禁煙支援に役立つ！書籍・ホームページ紹介

尾﨑　哲則／日本大学教授歯学部医療人間科学教室
沼部　幸博／日本歯科大学歯周病学講座助教授

　この章では、禁煙支援に役立つ書籍やホームページを紹介します。

　禁煙に関する書籍は、大きな書店に行けば多数手に取ることができるでしょう。また、インターネットの検索も個人サイトや病院・歯科医院の運営するサイトが多数ヒットします。

　ここで紹介した書籍・ホームページはごく一部です。皆さんもさまざまな情報を入手して、禁煙支援に役立ててください。

1　禁煙支援に役立つ！　書籍紹介

書　籍　名	著者・編者・監修者	出版社名	本体価格（税別）
喫煙と健康　喫煙と健康問題に関する報告書	厚生省編	保健同人社	3,850円
新版　喫煙と健康　喫煙と健康問題に関する検討会報告書	喫煙と健康問題に関する検討会編	保健同人社	3,850円
健康科学ライブラリー　たばこの健康学	浅野牧茂	大修館書店	1,600円
たばこがやめられない本当の理由　禁煙できる人できない人	林高春	PHP研究所	1,238円
タバコウォーズ　米タバコ帝国の栄光と崩壊	フィリップ J. ヒルツ	早川書房	2,800円
女性とたばこ	クレール・ショラー・トラケー	結核予防会	2,428円
やめたいやめさせたいときの禁煙サポート　たばこがやめられる本	齋藤麗子	女子栄養大学出版部	1,200円
タバコをやめよう　歯医者さんからのメッセージ	石井正敏	砂書房	4,800円
たばこで他殺、たばこで自殺	宮崎恭一	女子栄養大学出版部	1,600円
喫煙の科学―職場の分煙テキストブック	労働調査会	労働調査会	1,400円
禁煙外来	阿部眞弓	芳賀書店	1,600円
禁煙外来の子どもたち	高橋裕子	東京書籍	1,600円
こちら禁煙外来　38のちょっといい話	高橋裕子	新潮社	1,300円
禁煙セルフヘルプガイド	中村正和・大島明	法研	140円

書籍名	著者・編者・監修者	出版社名	本体価格（税別）
職場で進めるタバコ対策	阿部眞弓／禁煙ネット	法研	250円
医師とたばこ	デビッド　シンプソン	日本医師会	―
Tobacco and Your Oral Health	Arden G. Chiristen・JEnnifer A. Klein	クインテッセンス出版・シカゴ	4,400円
タバコはなぜ、やめられないか	宮里勝政	岩波書店（岩波新書）	660円
歯周病をなおそう	鴨井久一・沼部幸博	砂書房	5,800円
命をねらう歯周病	鴨井久一・沼部幸博	砂書房	1,500円
喫煙とお口の健康	鴨井久一・沼部幸博	クインテッセンス出版	2,800円

2 禁煙支援に役立つ！　ホームページ紹介

ホームページ名	制作者	URL
健康ネット	健康・体力づくり事業財団	http://www.health-net.or.jp/
たばこと健康に関する情報	厚生労働省	http://www.mhlw.go.jp/topics/tobacco/main.html
禁煙サポートセンター	大阪府立健康科学センター	http://www.iph.pref.osaka.jp/OCPDC/support.html
禁煙ネット	禁煙ネット	http://www.horae.dti.ne.jp/~kinennet/
禁煙医師連盟ホームページ	日本禁煙推進医師歯科医師連盟	http://www.nosmoke-med.org/
インターネット禁煙マラソン	高橋裕子	http://www2u.biglobe.ne.jp/~kin-en/
まゆみ先生の禁煙外来	阿部眞弓	http://www.venus.dti.ne.jp/~drmayumi/
歯科における禁煙外来	田中歯科医院／田中久雄	http://www.netlaputa.ne.jp/~ryufuu/kinnen.htm
マナベ 小児科ホームページ	マナベ小児科／真鍋豊彦	http://user.shikoku.ne.jp/manabeto/
歯の絵本　童話	市来歯科医院／市来英雄	http://www.synapse.ne.jp/~iichiki/
こちら禁煙情報室	Pharmacia（ニコレット）	http://www.nico-page.net/
禁煙指導研究会	ノバルティスファーマ（ニコチンパッチ）	http://www.eeee.net/kin-en/

※これらのホームページから、禁煙支援をする際に必要な情報の多くを得ることができます。また、サポート団体のホームページとリンクしているところも多いので、患者さんや歯科医院の状況に合わせて団体を選択していくことも可能です。

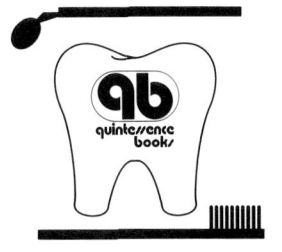

クインテッセンス出版の歯科臨床図書

★書籍・雑誌のご注文はクインテッセンス特約店（歯科材料店）および図書常備書店にて承ります。
★弊社宛に直接お申し込みの場合は、送料（実費）を申し受けいたします。
★書籍・雑誌に関して資料をご希望の方は、本誌巻末の注文ハガキに《資料希望》と明記し書籍名・雑誌名をご記入の上、弊社営業部宛にお送りください。総合カタログもございます。
★ご購入に際しましては、表示価格に別途消費税が加算されます。
★インターネットで最新情報を提供しています。ホームページ・アドレス http://www.quint-j.co.jp/

Ⅰ ●補綴●技工

ケルバーの補綴学〔第1巻〕	K-H. Körber＝著　田端恒雄／河野正司／福島俊士＝共訳	定価 本体 5,600円（税別）
ケルバーの補綴学〔第2巻〕	K-H. Körber＝著　田端恒雄／河野正司／福島俊士＝共訳	定価 本体 6,500円（税別）
アタッチメントの臨床応用〔第1巻〕	H.W. Preiskel＝著　松元 誠＝訳	定価 本体24,000円（税別）
クラウン・ブリッジのファンダメンタル・テクニック	河野正司＝著	定価 本体14,000円（税別）
歯牙解剖歯型彫刻	織田正豊／赤井三千男／三好作一郎／東 義景＝共著	定価 本体 4,800円（税別）
コンプリートデンチャーの印象	B. Levin＝著　長尾正憲＝監訳　早川 巖／河江 信＝訳	定価 本体 8,500円（税別）
ルネッサンスクラウン	田村勝美／岩田健男／保母須弥也＝共著	定価 本体 9,000円（税別）
前歯の審美補綴－カラーレスクラウン－	岩田健男＝著	定価 本体28,000円（税別）
マイオドンティクスの臨床／スプリントの実際	国際マイオドンティクス学会アジア会＝編	定価 本体12,000円（税別）
リーゲルの世界	H. Gründler＝著　河野正司＝監訳	定価 本体23,000円（税別）
金属焼付ポーセレン・上顎前歯部の審美的表現法	K. Müterties＝著　山本 眞／妹尾輝明＝監訳	定価 本体 8,301円（税別）
金属焼付ポーセレン・下顎前歯部の審美的表現法	K. Müterties＝著　山本 眞／妹尾輝明＝監訳	定価 本体 8,300円（税別）
金属焼付ポーセレン・臼歯部の審美的表現法－自然感のある臼歯部のデモンストレーション－ Klaus Müterties＝著　山本 眞／妹尾輝明＝監訳		定価 本体 8,058円（税別）
チタンの歯科利用	三浦維四／井田一夫＝著	定価 本体 9,800円（税別）
カラーアトラスコンプリートデンチャーの製作	村岡 博＝著	定価 本体25,000円（税別）
アタッチメントの臨床応用〔第2巻〕オーバーデンチャーとテレスコープの臨床	H.W. Preiskel＝編著　松元 誠＝訳	定価 本体20,000円（税別）
ポーセレンによる個性的色調再現法	E.A. Hegenbarth＝著　大鶴 隆／安藤申直＝監訳	定価 本体 8,500円（税別）
パーシャルデンチャー設計アルバム－R.P.Iを中心に	R.J. Stratton／F.J. Wiebelt＝共著　芝 燁彦＝監修　五十嵐順正＝訳	定価 本体11,650円（税別）
高齢者における補綴治療	E. Körber＝編著　田端恒雄／河野正司＝共訳	定価 本体 3,592円（税別）
現代の審美歯冠修復	横塚繁雄＝著	定価 本体15,534円（税別）
ポーセレンと硬質レジンによる多色積層－ポリクローム積層法	L.A. Rinn＝著　川崎従道＝訳	定価 本体11,650円（税別）
Schmidtのインレー／アンレー	T. Schmidt＝著　佐藤友彦＝訳	定価 本体 8,000円（税別）
下顎偏位の診断と治療法	F. Mongini／W. Schmid＝著　宮内修平＝監訳	定価 本体12,621円（税別）
CERAMICS EXAMPLE－自然感のある金属焼付ポーセレンの世界－	青嶋 仁＝著	定価 本体 9,515円（税別）
ブローネマルクシステムの技工操作	Ross Taylor／Gary Bergman＝著　鴨井久一＝監訳	定価 本体 4,854円（税別）
総義歯の研磨面形態－デンチャーカントゥアをイメージする－	早川 巖＝著	定価 本体12,136円（税別）
セラモメタルそのデザインと構造	桑田正博＝著	定価 本体11,650円（税別）
ビジュアル・セミナー 臨床咬合学入門	五十嵐孝義＝監修　寺西邦彦／堀内 信＝著	定価 本体 9,515円（税別）
テキストブックオクルージョン	Mohl／Zarb／Carlsaon／Rugh＝共著　藍 稔＝監訳	定価 本体14,078円（税別）
レンナーとバウチャーの部分床義歯の臨床	奥野善彦＝監修　野首孝祠／前田芳信＝共訳	定価 本体13,786円（税別）
TMDのコンセンサス	Charles McNeill＝編　杉崎正志＝監訳	定価 本体 7,573円（税別）
ポーセレンワーク前歯部の審美と機能	Ralf Suckert＝編	定価 本体14,369円（税別）
ツースプレパレーション	Shillingburg／Jacobi／Brackett＝共著　岸本好雄＝訳	定価 本体22,330円（税別）
ネイチャーズ・モルフォロジー	片岡繁夫／西村好美＝共著	定価 本体11,456円（税別）
最新生理咬合学と顎関節症の治療	山下 敦／矢谷博文／窪木拓男＝共著	定価 本体40,777円（税別）
フォルム＆シェード	Gerald Ubassy＝著　青嶋 仁／片岡繁夫＝監訳	定価 本体14,563円（税別）
TMD治療の最新ガイドライン	Charles McNeill＝編	定価 本体 4,369円（税別）
コンプリートデンチャーその考え方と臨床	豊田静麿／守川雅男＝共著	定価 本体27,184円（税別）
キャスタブル・セラミックス応用の審美歯冠修復	佐藤友彦／古賀和憲＝共著	定価 本体12,427円（税別）
磁性アタッチメントを用いた部分床義歯	藍 稔＝監修　水谷 紘／石幡伸雄／中村和夫＝著	定価 本体15,340円（税別）
咬合学	保母須弥也＝監著　羽賀通夫／高山寿夫＝著	定価 本体24,272円（税別）
セラミックスの極致・旅	C. Sieber＝著　山本 眞＝訳	定価 本体17,476円（税別）
コンプリートデンチャーの理論と臨床－総義歯をイメージする－	早川 巖＝著	定価 本体31,068円（税別）
シーシェの審美補綴	G. Chiche／A. Pinault＝共著　岩田健男／伊藤公一／蓮見禎彦＝共訳	定価 本体17,476円（税別）
咬合学臨床アトラス－ツインホビー咬合器の実際－	保母須弥也／伊藤秀文／高山寿夫＝共著	定価 本体 5,437円（税別）
パシャルデンチャーその考え方と臨床	守川雅男＝著	定価 本体27,184円（税別）
プレシジョンアタッチメント入門	標 繁雄＝監修	定価 本体 6,699円（税別）
TMDと口腔顎顔面痛の臨床管理	R.A. Pertes／S.G. Gross＝編著　杉浦正志／木野孔司／小林 馨＝監訳	定価 本体13,200円（税別）
初心者のための臨床的クラウンの製作法（QDTプラティカルマニュアル）	行田良隆／久野富雄／陸 誠＝共著	定価 本体 5,000円（税別）
口腔顎顔面痛の最新ガイドライン	J.P. Okeson＝編　藤井弘之／杉浦正志＝監訳	定価 本体 7,000円（税別）
TMDを知る－最新顎関節症治療の実際－	C. McNeill＝監修　G. Goddard／和嶋浩一／井川雅子＝著	定価 本体 6,500円（税別）
ヨコタ・デンチャー・システム	横田 亨＝著	定価 本体21,000円（税別）
ベルの口腔顔面痛－痛みの診断と対処法－	Jeffrey P. Okeson＝著　古屋英毅／波多野泰夫＝監訳	定価 本体12,000円（税別）
ビジュアルセミナー 臨床総義歯学入門	寺西邦彦／堀内 信／秋山浩美＝著	定価 本体 9,800円（税別）
オーバーデンチャー製作マニュアル	Harold W. Preiskel＝著　前田芳信＝訳	定価 本体18,000円（税別）
現代の臨床補綴－歯周治療をふまえた補綴治療－	中村公雄／宮内修平／森田和子／多田純夫／藤井康伯／重村 宏＝著	定価 本体28,000円（税別）
機能・審美的な咀嚼器構築の臨床	阿部晴彦＝監修　佐藤直志／岩田健男／元 永三＝編著	定価 本体46,000円（税別）
TMDと矯正歯科治療	D Grummons＝著　谷田部賢一／北緒征男＝監訳	定価 本体15,000円（税別）
症例で読む顎関節症－保存療法のすべて－	中沢勝宏＝著	定価 本体11,000円（税別）
初心者のための総義歯製作法	佐藤幸司／石川功和／生田龍平＝共著	定価 本体 7,800円（税別）
顎骨延長術の臨床応用	伊藤学而／上田 実／髙戸 毅＝編著	定価 本体13,000円（税別）
審美修復治療－複雑な補綴のマネージメント－	山崎長郎＝著	定価 本体36,000円（税別）
現代のパーシャルデンチャー－欠損補綴の臨床指針－	野首孝祠／五十嵐正＝共著	定価 本体10,000円（税別）
磁性アタッチメントの臨床応用－国際シンポジウム抄録版－	藍 稔／平沼謙二＝監著	定価 本体 4,900円（税別）
高齢者の補綴治療	E.B. Jørgensen＝著　五十嵐正／権田悦通＝監訳	定価 本体12,500円（税別）
歯科用接着性レジンと新臨床の展開	増原英一＝編著	定価 本体16,000円（税別）
口腔顔面痛－基礎から臨床へ－	J.P. Lund／G.J. Lavigne／R. Dubner／B. Sessle＝編　上田 裕／和嶋浩一／今村佳樹／岩田幸一＝監訳	定価 本体 5,800円（税別）

書名	著者/訳者等	定価
総義歯の真髄	河邊清治／田中久敏／佐藤隆志／小林義典／村岡　博／横田　亨／松本直之／藤原　顯／細井紀雄／山縣健佑／阿部晴彦＝著　金田　洌＝ききて	定価 本体15,000円（税別）
来て見て接着―これで完璧象牙質―	中林宣男／安田　登／池上　正＝著	定価 本体4,800円（税別）
クラウン・ブリッジプラクティカル・デンタルテクノロジー	重村　宏／西島本周二＝監修	定価 本体5,400円（税別）
日常臨床のためのオクルージョン	岩田健男＝著	定価 本体9,600円（税別）
臨床技工咬合の新潮流―機能は"IN"か"OUT"か―	S. Schunke＝著　前田芳信／齋木好太郎／重村　宏＝監訳	定価 本体7,200円（税別）

II ●理工

修復材料の歯科理工学〔上巻〕	R.G. Craig／F.A. Peyton＝共著　長谷川二郎＝訳	定価 本体7,000円（税別）
歯科理工学	木村　博＝編	定価 本体5,600円（税別）

III ●保存●修復●歯内療法●歯周病

書名	著者/訳者等	定価
カラーアトラススケーリングとルートプレーニング	B. Wasserman＝著　山岡　昭＝監修　松本　健＝訳	定価 本体18,000円（税別）
カラーアトラス歯周補綴・治療のためのM.T.M.	B. Wagenberg＝著　山岡　昭＝監修　酒井　優／松本　健＝訳	定価 本体28,000円（税別）
カラーアトラス歯周補綴	M.M. Rosenberg＝監著　山岡　昭＝監修　大口弘和／松本　健＝訳	定価 本体38,000円（税別）
カラーアトラスプラークコントロールと歯周病	J. Ainamo＝著　山岡　昭＝監修　松本　健／高木哲郎＝訳	定価 本体18,933円（税別）
歯肉と矯正	E. Hosl／B.U. Zachrisson／A. Baldauf＝共著　山村武夫／瀬端正之＝監訳　下野正基／古賀正忠＝共訳	定価 本体12,000円（税別）
歯周治療のメインテナンス	鴨井久一＝著	定価 本体18,000円（税別）
アトラス歯内療法学	松本光吉＝編著	定価 本体28,000円（税別）
付着歯肉をめぐって	鴨井久一＝訳	定価 本体12,000円（税別）
やさしい炎症論―エンド・ペリオの理解のために	H.O. Trowbridge／R.C. Emling＝共著　下野正基＝監訳	定価 本体6,602円（税別）
歯肉を読む―プラークコントロールのための歯肉観察	竹澤登美子＝著	定価 本体6,019円（税別）
臨床歯周治療学	長谷川　明＝著	定価 本体14,563円（税別）
縁下プラークの抑制法	鴨井久一＝編	定価 本体12,621円（税別）
歯周補綴の臨床と手技	佐藤直志＝著	定価 本体47,573円（税別）
グラスアイオノマーセメントの理論と実際	Alan D. Wilson／John W. McLean＝著　新谷英章／加藤喜郎／松田浩一／岡本芳明＝訳	定価 本体18,447円（税別）
歯周治療の科学と臨床	月星光博／岡　賢二＝著	定価 本体17,476円（税別）
歯科治療とメインテナンス　その基本概念と実際	Thomas G. Wilson, Jr＝編著　岡　賢二／月星光博＝監訳	定価 本体15,534円（税別）
修復装置のメインテナンス	Donald W. Fisher／William W. Morgan＝共著　前田芳信／野首孝祠＝共訳	定価 本体9,515円（税別）
予知性の高い補綴治療のための歯周外科の考え方と実際	中村公雄／小野善弘／畠山善行／宮本泰和＝共著	定価 本体13,398円（税別）
アドバンスペリオドンティクス	岡田　宏／末田　武＝監訳	定価 本体33,981円（税別）
アトラスフローチャート歯周治療	伊藤公一＝著	定価 本体12,000円（税別）
生物学的接着修復の臨床　1. 基本術式編	加藤喜郎＝著	定価 本体26,000円（税別）
う蝕細菌の分子生物学　研究の成果と展望	武笠英彦＝監修	定価 本体9,800円（税別）
幼若永久歯の歯内療法学―基礎と臨床―	木村光孝／松本光吉＝編	定価 本体8,000円（税別）
ペリオドンタルセラピー　臨床と科学的根拠 vol. 1	Myron Nevins／James T. Mellonig＝編　小野善弘／中村公雄＝監訳	定価 本体38,000円（税別）
AAP歯周治療法のコンセンサス1996	アメリカ歯周病学会＝編　岡田　宏＝監訳	定価 本体1,800円（税別）
Lindhe 臨床歯周病学とインプラント〔基礎編〕	J. Lindhe／T. Karring／N. P. Lang＝編著　岡本　浩＝監訳	定価 本体18,000円（税別）
歯周組織再生の向上―エナメル基質タンパクの臨床応用―	T. G. Wilson, Jr＝著　石川　烈＝監訳	定価 本体6,500円（税別）
Lindhe 臨床歯周病学とインプラント〔臨床編〕	J. Lindhe／T. Karring／N. P. Lang＝編著　岡本　浩＝監訳	定価 本体36,000円（税別）
生物学的コンセプトに基づいた歯周組織再生法―エムドゲイン®療法―	弘岡秀明／戸村真一＝著	定価 本体13,800円（税別）
歯周疾患と治療	長谷川　明＝編著	定価 本体16,000円（税別）
カラーアトラス治癒の歯内療法	月星光博／福西一浩／仲田憲司＝編	定価 本体28,000円（税別）
AAP歯周疾患の最新分類	アメリカ歯周病学会＝編　石川　烈＝監訳	定価 本体2,300円（税別）
コンセプトをもった予知性の高い歯周外科処置	小野善弘／畠山善行／宮本泰和／松井德雄＝著	定価 本体38,000円（税別）
新編　臨床歯周外科学	長谷川　明＝著	定価 本体19,000円（税別）
シーラントとコート材の臨床テクニック	大森郁朗＝著	定価 本体4,600円（税別）
イラストで語るペリオのためのバイオロジー	山本浩正＝著	定価 本体12,000円（税別）
ペリオドンタル・マイクロサージェリー―マイクロスコープを用いた歯周形成外科処置のすべて―	鈴木真名＝著	定価 本体9,800円（税別）
ボンディッド　ポーセレン　レストレイションズ―バイオミメティック・アプローチ―	P. Magne／U. Belser＝共著　山崎長郎＝監修　日高豊彦／瀬戸延泰／植松厚夫＝訳	定価 本体36,000円（税別）

IV ●矯正●小児歯科

やさしいM.T.M.	亀田　晃＝著	定価 本体10,000円（税別）
口腔筋機能療法の実際　指導のポイントとその効果	高橋未哉子＝著	定価 本体7,282円（税別）
したのくせ　口腔筋機能療法ワークブック	高橋未哉子＝著	10冊1set 定価 本体6,311円（税別）
ベンチトップワーク―矯正装置の作り方	Harvey W. Lawson／Joan L. Blazucki＝著　北總征男＝訳	定価 本体5,049円（税別）
M.T.M.―その術式と症例	亀田　晃＝著	定価 本体26,214円（税別）
GPのためのやさしい矯正臨床	北總征男＝著	定価 本体14,563円（税別）
現代歯科矯正学のコンセンサス	Birte Melsen＝編　花田晃治＝訳	定価 本体14,563円（税別）
フレンケル装置とそのテクニック	R. Frankel＝著　中田　稔＝監訳	定価 本体5,631円（税別）
現代ヨーロッパの機能的矯正装置	Harry S. Orton OBE＝著　高田健治＝監修	定価 本体9,709円（税別）
新臨床矯正マニュアル	中島榮一郎（他）＝著	定価 本体8,252円（税別）
補綴前矯正治療の実際	Gerd Mayerhöfer＝著　菊池　進＝訳	定価 本体28,155円（税別）
GPのためのやさしい矯正臨床―アダルト編―	北總征男＝著	定価 本体13,592円（税別）
歯列育形成	松井隆弘＝監修　島田朝晴＝著	定価 本体17,476円（税別）
審美的歯科矯正法―舌側矯正臨床基本テクニック―	小谷田　仁＝著	定価 本体19,223円（税別）
小児歯科へのアプローチ―はじめて子供を手がけるまえに―	吉田昊哲＝著	定価 本体9,800円（税別）
プリアジャステッドブラケットシステム・ストレートワイヤーテクニック	石川晴夫／古賀正忠＝共著	定価 本体12,500円（税別）
乳幼児歯科診療の実際	木村光孝／祖父江鎮雄／下岡正八＝編	定価 本体7,000円（税別）
矯正臨床における咬合分類	与五沢文夫＝監修　与五沢矯正研究会＝編著	定価 本体20,000円（税別）
小児歯科アトラス	長坂信夫＝著	定価 本体7,500円（税別）
矯正歯科治療とオーラルハイジーンコントロール	高田健治＝著	定価 本体8,200円（税別）
ループを用いないプリアジャストエッジワイズ法入門	野田隆夫＝著	定価 本体4,500円（税別）
小児歯科患者の臨床的対応	木村光孝／下野　勉／土屋友幸＝著	定価 本体6,000円（税別）
Edgewise System Vol. 1　プラクシス　アート	与五沢文夫＝著	定価 本体42,000円（税別）
Edgewise System Vol. 2　100＋6 Cases	与五沢文夫＝著	定価 本体45,000円（税別）
美白矯正―日本をビッグスマイル社会に―	宮島邦彰＝著	定価 本体4,200円（税別）

V ●口腔外科●インプラント

書名	著者/訳者等	定価
歯科小手術アトラス	茂木克俊／山里　進＝共著	定価 本体6,000円（税別）
口腔疾患カラーアトラス	酒泉和夫／永井哲夫／富田汪功＝共著	定価 本体9,600円（税別）
顎顔面リハビリテーション補綴的、外科的対応	田代英雄／大山喬史＝共訳	定価 本体25,000円（税別）
歯科インプラントの理論と実際	津留宏道／赤川安正＝共訳	定価 本体28,000円（税別）

書名	著者等	定価
ティシューインテグレイション補綴療法	Brånemark/Zarb／Albrektsson＝編著　関根 弘／小宮山彌太郎／吉田浩一＝訳	定価 本体18,447円(税別)
口腔前庭形成術と歯槽堤造成法	P.J.W. Stoelinga＝編　柳澤定勝／工藤逸郎／泉廣次＝訳　西連寺永康＝監訳	定価 本体11,650円(税別)
患者が語るインプラント	馬場隆之＝著	定価 本体 1,650円(税別)
IMZインプラントの臨床	渡辺文彦／畑 好昭＝共著	定価 本体12,621円(税別)
歯科医院外来の口腔外科診療アトラス	徳本憲道＝著	定価 本体28,155円(税別)
GTRの科学と臨床	中村社綱／浦口良治＝著	定価 本体14,078円(税別)
歯牙の再植と移植の治療学	Jens O. Andreasen＝著　月星光博＝監訳	定価 本体27,184円(税別)
ホワイトのインプラント上部構造	G.E. White＝著　前田芳信＝訳	定価 本体15,534円(税別)
口腔顎顔面インプラント	飯塚忠彦／上田 実／香月 武／重松知寛＝監著	定価 本体24,272円(税別)
GBRの歯科インプラントへの応用	D. Buser／C. Dahlin／R.K. Schenk＝編　中村社綱／末田 武／井上 孝／小宮山彌太郎＝訳	定価 本体24,272円(税別)
外傷歯治療の基礎と臨床	J.O. Andreasen／F.M. Andreasen＝著　月星光博＝監訳	定価 本体63,107円(税別)
インプラントを考える	河村達也／村上 斎＝著	定価 本体 1,922円(税別)
審美修復のためのインプラント植立とティッシュ・マネージメント	P. Palacci＝著　石川 烈／安達 康＝監訳	定価 本体11,650円(税別)
歯周外科の臨床とテクニック	佐藤直志＝著	定価 本体53,000円(税別)
アトラスフローチャート インプラント治療	村上 斎＝著	定価 本体13,000円(税別)
骨接合型インプラントにおけるディシジョン・メーキングと治療計画	M. J. Engelman＝著　荒木久生／宮田隆＝訳	定価 本体15,000円(税別)
IMZインプラント－Twin Plus System－	渡辺文彦／Axel Kirsch／畑 好昭＝監修	定価 本体18,000円(税別)
外傷歯の診断と治療	月星光博＝著	定価 本体 7,200円(税別)
インプラントセラピー臨床と科学的根拠 vol.2	Myron Nevins／James T. Mellonig＝編　小野善弘／中村公雄＝監訳	定価 本体28,000円(税別)
自家歯牙移植	月星光博＝編著	定価 本体13,800円(税別)
クリニカル・インプラントロジー－外科・補綴・技工－	山本美朗／河津 寛＝編	定価 本体55,000円(税別)
インプラント治療に役立つ外科基本手技－切開と縫合テクニックのすべて－	河奈裕正／朝波惣一郎／行木英生＝著	定価 本体 9,000円(税別)
インプラント補綴のリスクファクター－予知性を高めるための臨床的分析法－	F. Renouard／B. Rangert＝著　前田芳信／米畑有理＝訳	定価 本体13,000円(税別)
臨床でいかすための歯周外科エッセンス	鴨井久一／仲谷 寛＝著	定価 本体 8,500円(税別)
インプラント周囲のティッシュ・マネージメント	佐藤直志＝著	定価 本体28,000円(税別)
唇裂手術アトラス	香月 武／後藤昌昭＝著	定価 本体 9,000円(税別)
インプラント審美歯科－軟組織と硬組織のマネージメント－	P. Palacci＝編　I. Ericsson＝共編　村上 斎＝訳	定価 本体18,000円(税別)

Ⅵ ●歯科衛生士●歯科助手

アシスタント読本〔上巻〕	森崎益夫＝著	定価 本体 8,000円(税別)
アシスタント読本〔下巻〕	森崎益夫＝著	定価 本体 8,000円(税別)
歯科保健教育活動	本村誠一＝著	定価 本体 9,500円(税別)
シャープニング－スマートに鋭く－	伊藤輝夫＝監訳　國崎 拓＝訳	定価 本体 3,800円(税別)
臨床に必要なスケーラーの選び方使い方	高山陽子＝著	定価 本体 7,500円(税別)
新「水平位診療」のすべて	歯科実習指導者懇談会＝編	定価 本体 9,000円(税別)
障害を持つ人達のオーラルヘルスケア	大竹邦明＝編著	定価 本体 3,000円(税別)
ハイジニストのセクレタリーワーク　－受付・事務と使命－	舘野常司＝監修　原田 透／ビーチ蓉子＝著	定価 本体 2,800円(税別)
新版歯科衛生士のためのプラークコントロールのカウンセリング	高山陽子＝著	定価 本体 2,816円(税別)
寒天・アルジネート連合印象法	中野愛子＝著	定価 本体 2,427円(税別)
インプラント治療のためのアシスタントワークとメインテナンス	渡辺文彦＝監修・著	定価 本体 7,282円(税別)
なるほど・ザ・保健指導－セルフケア編－	岡崎好秀＝著　下野 勉＝監修	定価 本体 5,437円(税別)
歯科衛生士のためのヘルスカウンセリング	宗像恒次＝監著	定価 本体 6,500円(税別)
楽しさ100倍！　保健指導－心が動けば体も動く－	下野 勉＝著修　岡崎好秀＝著	定価 本体 6,000円(税別)
歯科衛生士臨床のすべて－経験から学ぶ臨床－	A.T. Botticelli＝著　岡本 浩＝監訳　竹内泰子／関野 愉／星野由香里＝訳	定価 本体16,000円(税別)
歯科衛生士のためのステップアップ歯周治療！－初診からメインテナンスまで－	大住祐子＝著	定価 本体13,000円(税別)

Ⅶ ●患者教育

書名	著者等	定価
患者さんへのアドバイス(上)	クインテッセンス出版(株)＝編	定価 本体 3,600円(税別)
患者さんへのアドバイス(下)	クインテッセンス出版(株)＝編	定価 本体 3,600円(税別)
待合室のほん歯をみがくのはなぜ？	文：Alexander Ammann　絵：Wilfried Gronwald	定価 本体 1,800円(税別)
待合室のほん矯正って何だろう？	文：中島榮一郎　画：坂口典孝	定価 本体 3,900円(税別)
待合室のほんインプラントって何だろう？	文：星野清興	定価 本体 3,200円(税別)
待合室のほんエンドドンティックって何だろう？	文：小嶋 寿	定価 本体 4,600円(税別)
もぐらのもぐとめぐ／歯ブラシちょうじゃ	文・絵：岡田直治	定価 本体 1,600円(税別)
クインテッセンスほのぼのコミックスみがけ！デンたん	原作・絵：堀内信隆　脚本：おかひろみ	定価 本体 　980円(税別)
クインテッセンスほのぼのコミックスみがけ！デンたん②	原作・絵：堀内信隆　脚本：おかひろみ	定価 本体 1,058円(税別)
微笑みをあなたに－CHANGE YOUR SMILE	丸山剛郎＝訳	定価 本体 4,855円(税別)
クイントはみがきえほん〈Ⅰ〉ああいそがしい	監修：丸森賢二　絵・文：北村 治	定価 本体 1,155円(税別)
クイントはみがきえほん〈Ⅱ〉まねっこしましょ	監修：丸森賢二　絵・文：北村 治	定価 本体 1,155円(税別)
クイントはみがきえほん〈Ⅲ〉なにしてるの	監修：丸森賢二　絵・文：北村 治	定価 本体 1,155円(税別)
クイントはみがきえほんシリーズ3巻セット	監修：丸森賢二　絵・文：北村 治	定価 本体 3,465円(税別)
知っててよかった！歯のけが口のけが	月星光博＝著	定価 本体 2,816円(税別)
顎と顔の痛み	松尾 一＝訳	定価 本体 3,786円(税別)
歯ぐきから血が出る、歯が動く　歯肉炎・歯周炎とその治療	長谷川 明＝著	定価 本体 2,621円(税別)
どうするの、矯正治療	H.T. Perry／D.P. Forbes＝著　高田健治＝監訳	定価 本体 3,900円(税別)
リュウのお口はとってもきれい	Almute Grohmann＝著	定価 本体 2,500円(税別)
ロバに入れ歯を贈った歯医者さん	市来英雄＝文　松元裕子＝絵	定価 本体 3,200円(税別)
科学が生んだ歯の治療インプラント	中村公雄／小野善弘＝著	定価 本体 2,800円(税別)
喫煙とお口の健康－タバコの害を知ることが禁煙への近道－	鴨井久一＝監修　沼部幸博＝著	定価 本体 2,800円(税別)

Ⅷ ●臨床関連●麻酔●薬理●口腔衛生

書名	著者等	定価
カラーアトラス顎関節病変診断	岡 達／大越基弘＝共著	本体12,000円(税別)
高齢者の歯科治療	K.A. Freedman＝著　青木英夫／清水 忠＝共訳	定価 本体12,000円(税別)
歯科の歴史	W. Hoffmann-Axthelm＝著　本間邦則＝訳	定価 本体32,000円(税別)
咬合X線撮影の臨床的応用	大庭 健／楊 榮展／原田和昭＝共著	定価 本体 3,800円(税別)
歯科からみたエイズ	G. Knolle＝編　清水正嗣＝監訳	定価 本体 4,000円(税別)
患者さんの痛みがとれますか	久保田康耶／角野隆二／加藤有三／鈴木長明／志村則夫／堀内 博／藍 稔／茂木克俊／中田 稔／植松 宏＝共著	定価 本体 3,900円(税別)
AIDS－歯科における診断と予防	C.E. Barr／M.Z. Marder＝共著　浜田茂幸＝監訳	定価 本体 7,200円(税別)
エナメル質、その形成、構造、組成と進化	須賀昭一＝著	定価 本体18,000円(税別)
デンタルイマジネーション－その技とこころの記録－	清野 尚／増田純一／井川宗太郎／河原英級／下川公一／筒井昌秀／糸瀬正通＝共著	定価 本体28,000円(税別)
ウッド・ゴーズの口腔病鑑別診断学	PauL W. Goaz／Norman K. Wood＝編著　増田 屯(他)＝共訳	定価 本体23,000円(税別)
咬合性外傷の話	伊藤公一＝著	定価 本体 3,300円(税別)
図表式歯科傷病名とその処方〔改訂版〕	田村豊幸／藤井 彰＝著	定価 本体 7,282円(税別)
ハンディキャップをもつ人の口の健康	大竹邦明＝著　堀内 信＝絵	定価 本体 1,796円(税別)

コンポジットレジンインレーの臨床応用	井上 清／松村和良／内海誠司＝共著	定価 本体 7,767円（税別）
ポリスルホン義歯の臨床応用	木村 博＝著	定価 本体 7,767円（税別）
咬合の育成と維持	関根 弘＝編	定価 本体 3,495円（税別）
伝説の中原賞	中原 泉＝著	定価 本体21,359円（税別）
患者を動かす	Philip Weinstein＝著 下野 勉／中條信義／田中 影＝訳	定価 本体 5,631円（税別）
ポーセレンラミネートベニアの臨床応用	丸山剛郎／中村隆志／日野年澄	定価 本体 8,738円（税別）
ホリスティックデンティストリーの実践	川村泰雄＝著 桑田正博＝協力	定価 本体33,980円（税別）
歯科医事法学	中原 爽＝監修・著 鴨井久一／丹羽源男＝共著	定価 本体 7,282円（税別）
口腔諸組織の加齢変化	浦郷篤史＝著	定価 本体21,359円（税別）
院内交叉感染予防	David Croser／John Chipping＝著 朝波惣一郎＝監訳	定価 本体 5,631円（税別）
口腔解剖と審美性入門	R.P. Renner＝著 内山洋一＝監訳	定価 本体17,476円（税別）
最新歯科接着用語解説集	中林宣男＝編	定価 本体 4,660円（税別）
歯科専門領域への手引	祖父江鎮雄(他)＝共著	定価 本体 3,398円（税別）
学校歯科保健	深田英朗＝編	定価 本体 3,689円（税別）
口腔粘膜疾患	大越基弘／Wolfgang Bengel＝共著	定価 本体13,592円（税別）
診療室が変わる本	高津茂樹／植木清直／大野粛英＝監修	定価 本体 6,602円（税別）
有病高齢者歯科治療のガイドライン	西田百代＝著	定価 本体 5,825円（税別）
頭蓋下顎障害（CMD）の理学療法	Tore L. Hansson(他)＝共著 小林義典＝訳	定価 本体 4,854円（税別）
カラーアトラス審美歯科臨床基本テクニック	岩田健男／伊藤公一／小谷田 仁＝共著	セット定価 本体58,252円（税別）
アドバンス臨床写真コース	清野 尚＝著	定価 本体 6,602円（税別）
歯科医のためのマック入門	マック歯科研究会＝編	定価 本体 4,660円（税別）
ファンダメンタルオブエステティックス	Claude R. Rufenacht＝編著 丸山剛郎＝監訳 日本歯科審美学会＝訳	定価 本体36,893円（税別）
咬合学の体系化ーその現状と将来展望ー	三谷春保＝編	定価 本体 3,689円（税別）
最新審美と接着	B.J. CRISPIN＝著 安田 登＝訳	定価 本体15,534円（税別）
リハビリテーション口腔保健医療についての提言	大竹邦明＝著	定価 本体 2,330円（税別）
歯科医院の院内感染の予防と対策	朝波惣一郎＝著	定価 本体 3,786円（税別）
歯磨きと人間	志村則夫＝著	定価 本体 4,078円（税別）
歯科臨床とバイオメカニクス	A.A. Caputo／J.P. Standlee＝共著 伊藤秀美／伊達和博＝監訳	定価 本体15,534円（税別）
歯科におけるウィルス感染症の予防	青山友三／市田文弘／佐多徹太郎／志方俊夫／初谷宏一＝共著	定価 本体 4,078円（税別）
スポーツ健康歯学のすすめ	牧嶋孝生＝著	定価 本体 2,233円（税別）
歯 は ハ 健康の源とその周辺	松田鈴夫＝著	定価 本体 2,600円（税別）
歯科臨床医のためのイザという時、この処方！	伊藤春生＝著	定価 本体 6,000円（税別）
スタッフが変わる本〔第1巻〕スタッフの本音を知ってあなたも変わろう	高津茂樹／植木清直／大野粛英／橋本佳潤＝監修	定価 本体 5,600円（税別）
スタッフが変わる本〔第2巻〕小規模医院でスタッフが育つ	高津茂樹／植木清直／大野粛英／橋本佳潤＝監修	定価 本体 6,000円（税別）
PNF ハンドブック	S.S. Adler／D. Becker／M. Buck＝著 柳沢 健／中島榮一郎／高橋 護＝訳	定価 本体 4,800円（税別）
出かける歯科診療ー在宅歯科往診アトラスー	加藤武彦／林田英靖＝他共著	定価 本体 6,000円（税別）
強電解酸性水の歯科臨床	芝 燁彦／村井正大／天笠光雄＝編	定価 本体 6,300円（税別）
歯は命の根幹	川村泰雄／川村泰行／関端徹／小谷一郎／酒井克典＝著	定価 本体 1,900円（税別）
イラストで学ぶ有病高齢者歯科治療の実例集	西田百代＝著	定価 本体 9,200円（税別）
歯科漂白のすべて	R.E. Goldstein／D.A. Garber＝著 坂本洋介＝訳	定価 本体10,000円（税別）
アトラス歯周病の細菌学	L. F. Jacoby／L. Tsalikis／A. Voganatsi＝著 二階宏昌＝監訳	定価 本体 6,500円（税別）
実践訪問口腔ケア〔上巻〕ーわかるからできるまでー	高江洲義矩＝監集 北原 稔／白田チヨ＝編集	定価 本体 4,200円（税別）
障害者歯科のための行動変容法を考える	大津爲夫＝著	定価 本体 2,800円（税別）
ホワイトニング 150症例	山岸一枝＝著	定価 本体 8,500円（税別）
頭部 X 線規格写真法の基礎	宮下邦彦＝著	定価 本体36,000円（税別）
実践訪問口腔ケア〔下巻〕ーこんな時どうする？ー	高江洲義矩＝監集 北原 稔／白田チヨ＝編集	定価 本体 4,600円（税別）
歯科医院必携 救急処置マニュアル	新藤潤一／久保田英朗／吉田和市＝編著	定価 本体 8,000円（税別）
口腔・歯科の免疫学入門	藤林孝司＝著	定価 本体 2,800円（税別）
臨床家のための口臭治療のガイドライン	八重垣 健＝編著 宮崎秀夫／川口陽子＝著	定価 本体 7,200円（税別）
一歩進んだ歯科医院でのコンピュータ活用法ー経営から臨床まで Windows を中心に CD-ROM 3 枚付ー	コンピュータ歯科医院検討会＝編	定価 本体 9,800円（税別）
デンタル・エシックスー歯科の倫理問題ー	J.T. Rule／R.M. Veatch＝著 柳澤有吾＝訳	定価 本体 6,500円（税別）
爽のデンタルワーク 中原爽業績集	中原 爽＝著	定価 本体 8,500円（税別）
マウスガード製作マニュアルースポーツ歯学への誘いー	前田芳信／安井利一＝監修	定価 本体 9,500円（税別）
デンタルスーチャリングー歯科縫合術の基礎：手術創閉鎖の完全ガイドー	L.H. Silverstain＝著 村上恭弘＝訳	定価 本体 4,800円（税別）
歯科人間ドックマニュアル	日本歯科人間ドック学会＝編	定価 本体 4,900円（税別）
クリティカルに考える	D.M. Brunette＝著 石川達也／下野正基＝監訳	定価 本体 8,800円（税別）
リスクに応じた予防歯科学ー入門編ー	P. Axelsson＝著 高江洲義矩＝監訳	定価 本体 7,000円（税別）
歯科医療事故の法的責任	深谷 翼＝著	定価 本体 6,800円（税別）
有病者歯科治療ハンドブック	白川正順／古屋英毅＝監修代表	定価 本体 5,600円（税別）
イラストでわかる有病高齢者歯科治療のガイドライン	西田百代＝著	定価 本体 7,600円（税別）
やさしいレーザー治療ー歯科用 CO_2 レーザーの実践とその症例集ー	皆川 仁＝著	定価 本体 7,300円（税別）
歯科医院での対人コミュニケーションー自己評価できる決定的瞬間80ー	高津茂樹＝著	定価 本体 6,500円（税別）

IX ●強くなるシリーズ

補綴に強くなる本	国際デンタルアカデミー＝編	定価 本体 2,900円（税別）
歯周に強くなる本	日本大学松戸歯学部保存歯周病学教室＝共著	定価 本体 3,200円（税別）
矯正に強くなる本	東京バイオプログレッシブ・スタディ・クラブ編	定価 本体 3,200円（税別）
歯科医院の英会話に強くなる本	杉山徹宗＝著	定価 本体 1,600円（税別）
歯科生理に強くなる本	船越正也＝著	定価 本体 2,700円（税別）
総義歯に強くなる本	阿部晴彦総義歯研究会＝編	定価 本体 3,200円（税別）
歯科医院の人間関係に強くなる本	織家 勝＝著	定価 本体 3,200円（税別）
技工に強くなる本〔上巻〕	国際デンタルアカデミー＝編	定価 本体 3,600円（税別）
抜歯に強くなる本	慶應義塾大学医学部歯科口腔外科学教室＝共著	定価 本体 3,700円（税別）
支台築造に強くなる本	岸本満雄＝著	定価 本体 2,300円（税別）
歯の解剖に強くなる本	織田正豊＝著	定価 本体 2,233円（税別）
歯科薬理に強くなる本ー増補改訂版ー	田村豊幸＝著	定価 本体 3,398円（税別）
子供の歯に強くなる本	木村光孝＝監修 九州歯科大学小児歯科学教室＝共著	定価 本体 3,398円（税別）
続・人間関係に強くなる本ー歯科医院のホロニックな人間関係	織家 勝＝著	定価 本体 3,204円（税別）
歯科免疫に強くなる本	内山長司＝監修 九州歯科大学口腔細菌学講座＝共著	定価 本体 3,107円（税別）
エンドに強くなる本ー増補改訂版ー	戸田忠夫＝編	定価 本体 2,900円（税別）
歯科インプラントに強くなる本 ー増補改訂版ー	星野清興＝編著	定価 本体 3,600円（税別）
審美歯科に強くなる本	坂本洋介＝著 橋場千織＝協力	定価 本体 4,000円（税別）

英文歯科用語1000これで文献が読めるー入門編ー	Thomas R. Ward＝著	定価 本体 1,200円（税別）
充実した歯科医療にたずさわろう	Peter Glazebrook＝著　川村泰雄＝訳	定価 本体 1,806円（税別）
歯科の歴史おもしろ読本	長谷川正康＝著	定価 本体 4,757円（税別）
栄養学ウソとホント	中本哲夫＝著	定価 本体 1,748円（税別）
歯科色彩の話	日本歯科色彩研究会＝編著	定価 本体 3,786円（税別）
日本の歯科医療を考える	増原英一＝著	定価 本体 2,524円（税別）
歯記列伝	榊原悠紀田郎＝著	定価 本体 4,466円（税別）
丸ごと覚える歯科臨床英会話フレーズ集ー治療内容別フレーズ670と基本用語280ー	川口陽子＝監修・著	定価 本体 2,200円（税別）
歯の色の話	日本歯科色彩学会＝編著	定価 本体 5,400円（税別）
１時間でわかる　歯科医院の経理入門	小山隆洋＝著	定価 本体 2,524円（税別）
１時間でわかる　歯科医院の経営分析入門	小山隆洋＝著	定価 本体 2,524円（税別）
１時間でわかる　歯科医院の税務入門	小山隆洋＝著	定価 本体 2,600円（税別）
１時間でわかる　高所得者のためのかしこいお金の運用学	石井勝利＝著	定価 本体 2,700円（税別）
歯科医院のためのISO9000入門	先端歯科医療協同組合＝編著	定価 本体 2,800円（税別）

Ⅹ ●教科書

床義歯学	津留宏道／小林義典／長澤　亨／西浦　恂／松本直之＝編	定価 本体 6,500円（税別）
口腔衛生学	中尾俊一／飯塚喜一／上田五男／小西浩二＝編	定価 本体 6,000円（税別）
口腔外科学	新藤潤一／中島民雄／南雲正男／野口政宏＝編	定価 本体 8,500円（税別）
歯科矯正学	飯塚哲夫／石川富士郎／佐藤通泰／鈴木祥井＝編	定価 本体 8,738円（税別）
新保存修復学	土谷裕彦（他）＝共編	定価 本体 7,282円（税別）
新小児歯科学	下岡正八（他）＝共編	定価 本体11,650円（税別）
新歯周病学	栢　豪洋／太田紀雄／小鷲悠典＝共著	定価 本体12,500円（税別）
口腔微生物学実習書	鷹森健志郎／佐川寛典／並河　勇／北野繁雄／梅本俊夫／星野郁郎／山本綾子＝編	定価 本体 7,800円（税別）
病理・口腔病理学実習書	枝　重夫／福山　宏／北村勝也／永井教之／内海順夫／山村武夫／吉木周作＝編	定価 本体 9,800円（税別）
臨床実地オリジナル問題集	臨床実地問題研究会＝編	定価 本体 8,600円（税別）

Ⅺ ●歯科衛生士教育マニュアル

歯科衛生士概論	河村洋二郎＝編	定価 本体　980円（税別）
歯科臨床概論	徳植　進／青野正男／石川富士郎＝編	定価 本体 3,200円（税別）
解剖学・口腔解剖学	鈴木和夫／織田正豊／三好作一郎＝編	定価 本体 3,800円（税別）
組織・発生学	鈴木和夫／織田正豊／三好作一郎＝編	定価 本体 1,400円（税別）
生理学	河村洋二郎／鈴木　隆／関　園子＝編	定価 本体 2,400円（税別）
病理学	筒井正弘／枝　重夫／北村勝也／田中昭男＝編	定価 本体 2,900円（税別）
微生物学	内山長司／中村　武／萩原義郷＝編	定価 本体 2,700円（税別）
薬理学	伊藤春生／岡部栄逸朗／川崎　徹／高橋　宏／古田裕昭＝編	定価 本体 2,400円（税別）
栄養指導	中山義之／清水正春／山田　正／横田　豊＝編	定価 本体 3,400円（税別）
衛生学・公衆衛生学	近藤　武／竹原直道／宮脇美智子＝編	定価 本体 2,100円（税別）
衛生行政・社会福祉	能美光房／楳林正夫／吉嗣國男＝編	定価 本体 2,400円（税別）
歯科補綴学	豊田静夫／甘利光治／羽賀通大／松浦智二＝編	定価 本体 2,400円（税別）
口腔外科学	梶山　稔／冨岡徳也／白数力也／山岡　稔＝編	定価 本体 2,200円（税別）
歯科矯正学	出口敏雄／木下善之介／松本光生＝編	定価 本体 2,300円（税別）
新編保存修復	土谷裕彦／片山伊九右衛門／和久本貞雄＝編	定価 本体 3,000円（税別）
新編小児歯科学	木村光孝／五十嵐清治／内村　登／大東道治／宮沢裕夫＝編	定価 本体 3,800円（税別）
新編口腔衛生学	近藤　武／神原正樹／桶　憲治／竹原直道＝編	定価 本体 3,200円（税別）
新編歯周治療	今井久夫／新井　高／太田紀雄／栢　豪洋／小鷲悠典／村井正大／柳田猛昌＝編	定価 本体 3,200円（税別）
新編歯内治療	戸田忠夫／中村　洋／安田英一＝編	定価 本体 2,400円（税別）
出題基準別歯科衛生士試験問題・解答・解説集（第2版）	歯科衛生士試験問題研究グループ＝編	定価 本体 3,500円（税別）
歯科衛生士のための歯用語小辞典ー臨床編ー（改訂第2版）	栢　豪洋（他）＝編	定価 本体 2,700円（税別）
歯科衛生士のための歯用語小辞典ー基礎編ー（改訂第2版）	織田正豊（他）＝編	定価 本体 2,900円（税別）
現代歯科診療補助	今井久夫／藤木芳成／増田　屯／金安英治／坂口邦彦／内村　登／久光　久＝編	定価 本体 4,078円（税別）
現代齲蝕予防処置法	谷　宏／佐々竜二／西野瑞惠＝編	定価 本体 3,689円（税別）
現代予防的歯石除去法	村井正大／栢　豪洋／末田　武／太田紀雄／野口俊英＝編	定価 本体 4,078円（税別）
現代歯科保健指導	村井洋二／福田　稔／境　脩／近藤　武／五十嵐清治／新井　高＝編	定価 本体 4,078円（税別）
臨床歯科医学大要	今井久夫／内村　登／関根一郎／久光　久／甘利光治／川本達雄／高橋利近／柳田猛昌＝編	定価 本体 4,660円（税別）
社会歯科医学大要口腔衛生学	岩本義史／可児瑞夫／中村　亮＝編	定価 本体 3,689円（税別）
社会歯科医学大要歯科栄養指導	山田　正／湯浅泰江＝編	定価 本体 2,621円（税別）
基礎歯科医学大要病理学・微生物学・薬理学	伊藤春生／内山長司／枝　重夫＝編	定価 本体 3,689円（税別）
歯科衛生統計学	丹羽源男＝編著	定価 本体 3,495円（税別）

Ⅻ ●歯科臨床と診療補助シリーズ

歯科臨床概論と診療補助	束理十三雄＝監修　荒井　桂／土持　眞／江面　晃＝著	定価 本体 4,600円（税別）
歯科保存学と診療補助	束理十三雄＝監修　五十嵐勝／新海航一＝著	定価 本体 3,500円（税別）
歯周治療学と診療補助	束理十三雄＝監修　深井浩一＝著	定価 本体 3,800円（税別）
歯科補綴学と診療補助	束理十三雄＝監修　小司利昭／黒川裕臣＝著	定価 本体 2,600円（税別）
口腔外科学と診療補助	束理十三雄＝監修　山口　晃／佐野公人＝著	定価 本体 3,800円（税別）
小児歯科学と診療補助	束理十三雄＝監修　関本恒夫＝著	定価 本体 2,600円（税別）
歯科矯正学と診療補助	束理十三雄＝監修　遠藤敏哉＝著	定価 本体 4,200円（税別）

XIII ●事典

歯周病学事典	山岡　昭／中静　正／青野正男／中村治郎／村井正大／鴨井久一／長谷川紘司／石川　烈＝編	定価 本体28,000円（税別）
歯科臨床検査事典	塩田重利／原　耕二／渕端　孟＝監修	定価 本体 9,515円（税別）
歯科矯正学事典	亀田　晃＝著	定価 本体15,534円（税別）
新編　咬合学事典	保母須弥也＝編集　保母須弥也／高山寿夫／波多野泰夫＝執筆	定価 本体18,000円（税別）

XIV ●保険関連

歯科保険請求2002	お茶の水保険請求研究会＝編　東京医科歯科大学歯科同窓会社会医療部＝監修	定価 本体 9,000円（税別）
歯科保険診療のてびきーカルテ・レセプト充実のための臨床知識ー	北海道歯科医師会＝監修　北海道保険診療研究会＝編著	定価 本体 5,500円（税別）
かかりつけ歯科医対応　主訴・症状別病態写真シートー「か初診」算定用病態写真集ー	鴨井久一＝監修　沼部幸博／川村浩樹＝著	定価 本体 5,700円（税別）
保険治療のメインテナンス(SPT)ーSPT 計画策定と歯周処置の実際ー	メインテナンス治療研究会＝編	定価 本体 3,800円（税別）

XV ●クインテッセンス歯科英会話シリーズ

PART 1 英語で患者と話そう！（Book＋カセットテープ１巻）	定価 本体 4,660円（税別）
PART 2 英語が話せる歯科衛生士！（Book＋カセットテープ１巻）	定価 本体 4,660円（税別）
PART 3 英語で話す歯科受付！（Book＋カセットテープ１巻）	定価 本体 4,660円（税別）
PART 4 英語が話せる歯科衛生士！続編（Book＋カセットテープ１巻）	定価 本体 4,660円（税別）

XII ●CD-ROM（診断書・見積書・治療報告書・プラークコントロール等、作成ツール）		
クイント・デンタル・イノベイション Ver.1.0　　元　永三＝監修		定価 本体100,000円（税別）
XIII ●歯科総合雑誌●別冊		
ザ・クインテッセンス　歯科臨床医向毎月1日発行		1部定価 本体 2,200円（税別）
クインテッセンス・デンタル・テクノロジー　　歯科技工士・補綴臨床医向毎月1日発行		1部定価 本体 1,800円（税別）
歯科衛生士　歯科衛生士向毎月1日発行		1部定価 本体 1,300円（税別）
クインテッセンス・デンタル・インプラントロジー　　歯科臨床医向奇数月1日発行		1部定価 本体 4,600円（税別）
P.R.D.　歯科臨床医向偶数月1日発行		1部定価 本体 4,200円（税別）
歯医者さんの待合室　　患者向毎月1日発行		1部定価 本体 1,200円（税別）
the Quintessence SPECIAL ISSUE「元気する人のオーラルケア」		定価 本体 4,200円（税別）
別冊ザ・クインテッセンス「目で見るお口の百科―家庭の歯学」		定価 本体 4,078円（税別）
別冊ザ・クインテッセンス「フルデンチャーシンポジウム'89」		定価 本体 4,078円（税別）
別冊ザ・クインテッセンス「メタル・セラミックを考える」		定価 本体 3,900円（税別）
別冊ザ・クインテッセンス「光重合型レジンの臨床応用」		定価 本体 3,900円（税別）
別冊ザ・クインテッセンス「歯科における生体新素材の応用」		定価 本体 4,200円（税別）
別冊ザ・クインテッセンス「レーザーの歯科への臨床応用とその基礎」		定価 本体 4,200円（税別）
別冊ザ・クインテッセンス「日常臨床の中で顎関節症を考える」		定価 本体 4,078円（税別）
別冊ザ・クインテッセンス「歯科のエステティックを考える」		定価 本体 4,369円（税別）
別冊ザ・クインテッセンス「成人の歯科治療と矯正」		定価 本体 4,757円（税別）
別冊ザ・クインテッセンス「パーシャルデンチャーの変貌」		定価 本体 4,175円（税別）
別冊ザ・クインテッセンス「咬合の生涯維持」		定価 本体 4,320円（税別）
別冊ザ・クインテッセンス「オッセオインテグレイテッドインプラントその確実で多様な臨床応用法」		定価 本体 3,786円（税別）
別冊ザ・クインテッセンス「咬合に関する社会の認識と歯学の進歩」		定価 本体 4,175円（税別）
別冊ザ・クインテッセンス「デンタルエステティックパートIV―美しさこそ歯科治療の原点―」		定価 本体 5,146円（税別）
別冊ザ・クインテッセンス「歯牙移植の臨床像」		定価 本体 4,816円（税別）
別冊ザ・クインテッセンス「インターディシプリナリーを考える」		定価 本体 4,854円（税別）
別冊ザ・クインテッセンス「デンタルエステティックパートV」		定価 本体 5,300円（税別）
別冊ザ・クインテッセンス「現代の根管治療の診断科学」		定価 本体 4,700円（税別）
別冊ザ・クインテッセンス「インプラント補綴―現在の臨床的到達点―」		定価 本体 6,500円（税別）
別冊ザ・クインテッセンス「アドバンス自家歯牙移植―適応症の拡大―」		定価 本体 4,800円（税別）
別冊ザ・クインテッセンス「臨床家のための矯正 Year Book 2000」		定価 本体 5,600円（税別）
別冊ザ・クインテッセンス「エンドドンティックス―21世紀への展望―」		定価 本体 4,700円（税別）
別冊ザ・クインテッセンス「歯科用レーザー・21世紀の展望　パート1」		定価 本体 6,200円（税別）
別冊ザ・クインテッセンス「Year Book 2001」		定価 本体 5,600円（税別）
別冊ザ・クインテッセンス「臨床家のための矯正 Year Book 2001」		定価 本体 6,300円（税別）
別冊ザ・クインテッセンス「デンタルエステティック　パートVI」		定価 本体 6,500円（税別）
別冊ザ・クインテッセンス「Implant Year Book 2002―そのシステムと臨床―」		定価 本体 6,200円（税別）
別冊ザ・クインテッセンス「臨床家のための矯正 Year Book 2002」		定価 本体 5,600円（税別）
別冊ザ・クインテッセンス「開業臨床医のための顎関節機能障害治療」		定価 本体 5,600円（税別）
別冊ザ・クインテッセンス「Year Book 2002」		定価 本体 5,600円（税別）
別冊クインテッセンス・デンタル・テクノロジー「デンタル・ファイン・セラミックスの現況を探る」		定価 本体 3,900円（税別）
別冊クインテッセンス・デンタル・テクノロジー「硬質レジンの世界―その基礎・臨床・技工―」		定価 本体 4,800円（税別）
別冊クインテッセンス・デンタル・テクノロジー「現代の歯科ろう付テクニック」		定価 本体 4,748円（税別）
別冊クインテッセンス・デンタル・テクノロジー「材料からみたパーシャルデンチャー」		定価 本体 4,660円（税別）
別冊クインテッセンス・デンタル・テクノロジー「加熱重合床用レジンと義歯製作」		定価 本体 4,748円（税別）
別冊クインテッセンス・デンタル・テクノロジー「常温重合床用レジン」		定価 本体 4,466円（税別）
別冊クインテッセンス・デンタル・テクノロジー「チタンの歯科技工」		定価 本体 4,466円（税別）
別冊クインテッセンス・デンタル・テクノロジー「審美歯冠修復マテリアル・リサーチ」		定価 本体 4,660円（税別）
別冊クインテッセンス・デンタル・テクノロジー「パーシャルデンチャーの設計と技工」		定価 本体 4,660円（税別）
別冊クインテッセンス・デンタル・テクノロジー「マスターピースザコレクション」		定価 本体 4,757円（税別）
別冊クインテッセンス・デンタル・テクノロジー「インプラント上部構造の現在 PART 2」		定価 本体 5,000円（税別）
別冊クインテッセンス・デンタル・テクノロジー「新世代歯冠修復材料」		定価 本体 4,600円（税別）
別冊クインテッセンス・デンタル・テクノロジー「歯科技工の潮流 1998」		定価 本体 5,000円（税別）
別冊クインテッセンス・デンタル・テクノロジー「QDT YEAR BOOK '98」		定価 本体 5,000円（税別）
別冊クインテッセンス・デンタル・テクノロジー「Esthetic of Dental Technology」		定価 本体 5,300円（税別）
別冊クインテッセンス・デンタル・テクノロジー「QDT YEAR BOOK '99」		定価 本体 5,300円（税別）
別冊クインテッセンス・デンタル・テクノロジー「Esthetical Basic of Elements」		定価 本体 4,700円（税別）
別冊クインテッセンス・デンタル・テクノロジー「QDT YEAR BOOK 2000」		定価 本体 5,800円（税別）
別冊クインテッセンス・デンタル・テクノロジー「新版　硬質レジンの世界」		定価 本体 5,500円（税別）
別冊クインテッセンス・デンタル・テクノロジー「QDT YEAR BOOK 2001」		定価 本体 5,800円（税別）
別冊クインテッセンス・デンタル・テクノロジー「チタンの歯科技工　Part 2」		定価 本体 4,900円（税別）
別冊クインテッセンス・デンタル・テクノロジー「インプラント上部構造の現在　PART 3」		定価 本体 4,800円（税別）
別冊歯科衛生士「ヘルスケアの担い手としての歯科衛生士」		定価 本体 3,204円（税別）
別冊歯科衛生士「歯科衛生士のための有病者歯科医療」		定価 本体 4,369円（税別）
別冊歯科衛生士「これ一冊でわかるフッ化物の臨床応用」		定価 本体 2,816円（税別）
別冊歯科衛生士「これ一冊でわかる歯科に関連する薬の知識」		定価 本体 3,300円（税別）
別冊歯科衛生士「実践・予防と治療のための口腔ケア」		定価 本体 3,000円（税別）
別冊歯科衛生士「これ一冊でわかる歯根面う蝕のすべて」		定価 本体 3,500円（税別）
別冊歯科衛生士「これ一冊でわかるサポーティブペリオドンタルセラピーのすべて」		定価 本体 3,800円（税別）
別冊歯科衛生士「プラークコントロールのためのホームケア指導」		定価 本体 4,300円（税別）
別冊歯科衛生士「ワンランクアップ・PMTC」		定価 本体 3,200円（税別）
別冊歯科衛生士「3つのキーワードで読む予防歯科」		定価 本体 3,500円（税別）
別冊クインテッセンス・デンタル・インプラントロジー「インプラント評価基準の新しいコンセンサス」		定価 本体 5,600円（税別）
別冊クインテッセンス・デンタル・インプラントロジー「今、インプラント治療を考える」		定価 本体 4,600円（税別）